Vom Lebensleid zu psychischen Krankheiten

Auf den Spuren der „Assoziation" von Syndromen
zu psychischen Krankheiten (Nosopoiesis) und
ihrer „Dissoziation" in multiple „Störungstypen"

von

Christian Scharfetter

Verlag Wissenschaft & Praxis

Bibliografische Information der Deutschen Bibliothek
Die Deutsche Bibliothek verzeichnet diese Publikation in der Deutschen Nationalbibliografie; detaillierte bibliografische Daten sind im Internet über http://dnb.ddb.de abrufbar.

ISBN 978-3-89673-510-2

© Verlag Wissenschaft & Praxis
Dr. Brauner GmbH 2009
D-75447 Sternenfels, Nußbaumweg 6
Tel. +49 7045 930093 Fax +49 7045 930094

Alle Rechte vorbehalten

Das Werk einschließlich aller seiner Teile ist urheberrechtlich geschützt. Jede Verwertung außerhalb der engen Grenzen des Urheberrechtsgesetzes ist ohne Zustimmung des Verlages unzulässig und strafbar. Das gilt insbesondere für Vervielfältigungen, Übersetzungen, Mikroverfilmungen und die Einspeicherung und Verarbeitung in elektronischen Systemen.

Printed in Germany

Du suchtest die schwerste Last:
da fandest du dich –,
du wirfst dich nicht ab von dir ...

> F. Nietzsche, 1888
> Dionysos Dithyramben,
> Zwischen Raubvögeln, Z. 22-24

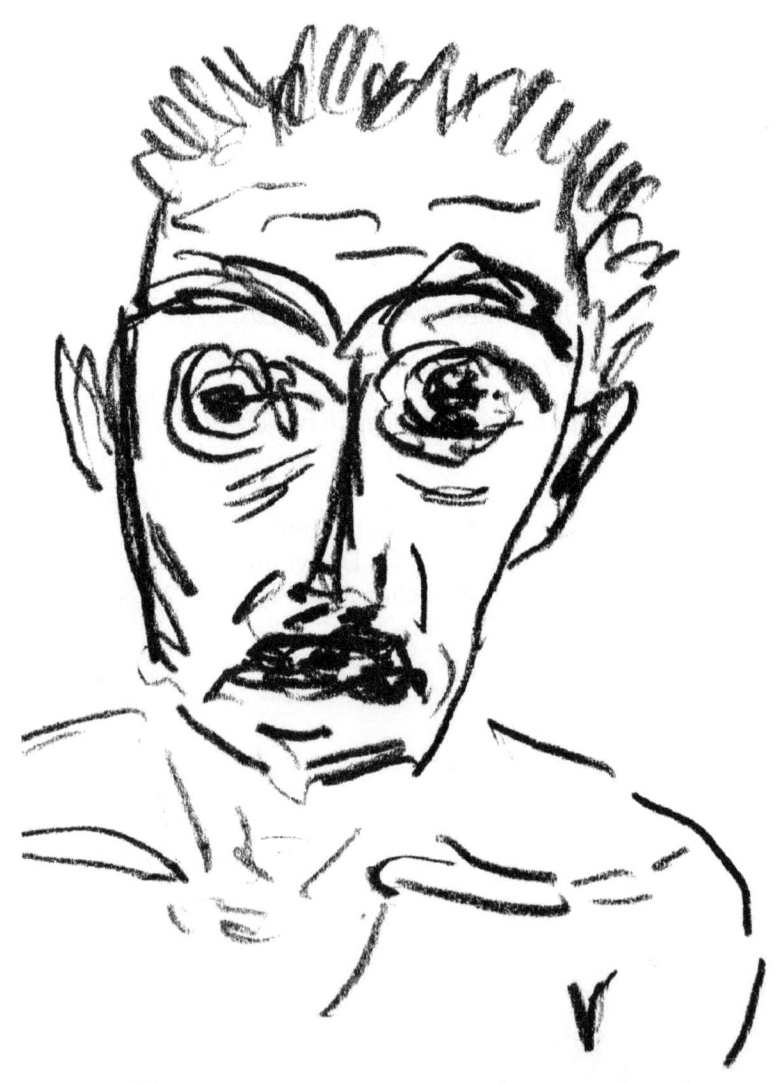

Übersicht

I. Der Weg des Abendlandes vom Mythos zu Philosophie und Wissenschaft

II. Auf den Spuren „assoziativer" Nosopoiesis und der „Dissoziation" in Störungs-Typen

III. Das Dissoziationsmodell und die Schizophrenien

IV. Der Weg der Psychiatrie von monistischen Ideologien zu einer integralen Heilkunde

Inhalt

Vorwort	9
Anmerkungen für den Leser	15
Vom Mythos zu Philosophie und Wissenschaft	
Von Mythos, Magie, Religiophilosophie zu Wissenschaften und Philosophie	22
Eine Seele, ein Bewusstsein, ein Ich	24
Psyche – Subjekt – Bewusstsein	31
Trennung von Religion, Philosophie und Wissenschaft	36
Skeptische Untersuchung des Wissens	41
Denken – Fragen – Gestaltung der „Welt"	44
Sprache	45
Forschen, Entdecken, Erfinden, Interpretieren	47
Ethik	50
Philosophie ist unumgänglich	57
Störungstypen	
Leiden, Grenzsituationen, Beschwerden	66
Normalität des Leidens und hedonistischer Wellnesswahn	66
Vom Leiden zu Beschwerdebewusstsein und Heilungssuche	74
Schamanen und andere Heiler	79
Kulturgeschichte der Ursachen-Vorstellungen	81
Prädisposition, Vulnerabilität, Psychasthenie	85
Symptome und Syndrome, Diagnosen	106
Die Komplexität der Syndrome	110
Die Syndrome Depression, Manie, Schizophrenie	111
Die implizierten Normen im Diagnostizieren	139
Die Aera der Krankheitskonstruktionen (Nosopoiese)	142

Inhalt

Das Dissoziationsmodell und die Schizophrenien

Anthropologische Vorannahmen	156
Wurzeln der Assoziationspsychologie	158
Assoziationspsychologie und Psychopathologie	162
Die Wurzeln des Schizophrenie-Konzepts von Eugen Bleuler	170
Gestörte Assoziationen in Bleulers Schizophrenie-Deutung	173
Verdrängung und Wiederaufleben des Dissoziationsmodells	181
Die Pathologie des Ich/Selbst	183
Schizophrene Syndrome – Dissoziative Identitäts-Störung	190
Grenzen des Denkmodells Assoziation/Dissoziation	194
Der Weg der Psychiatrie zu einer integralen Heilkunde	203
Literatur	225
Sach-Index	241

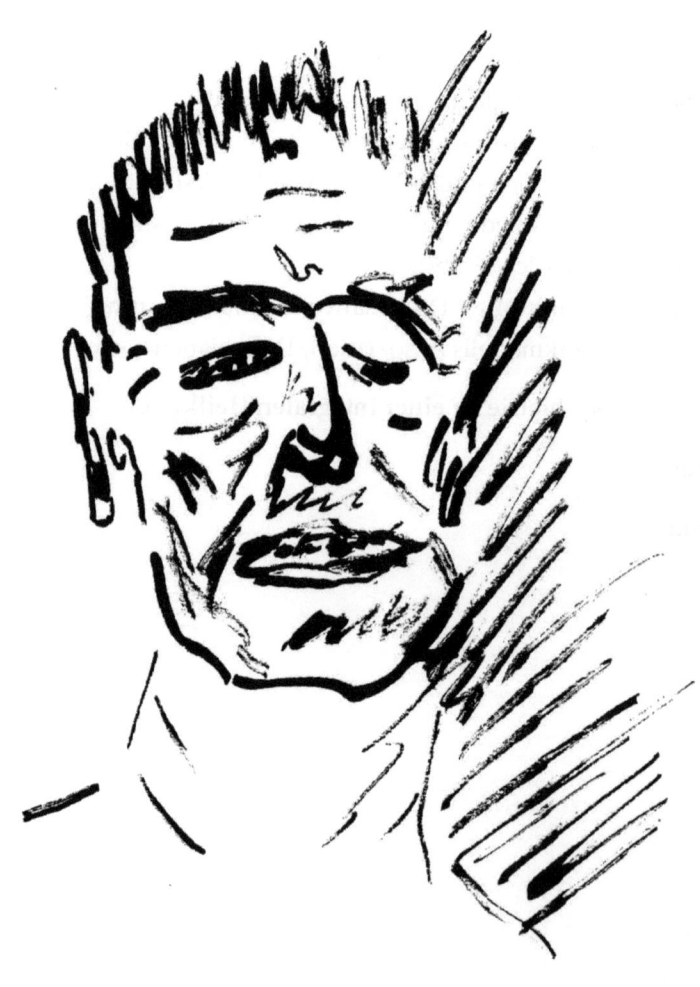

Vorwort

Psychiatrie versteht sich als Heilkunde für „seelisches" Leiden bestimmter Art (Qualität) und Intensität (Quantität) und für die damit verbundenen Beeinträchtigungen der Lebenstüchtigkeit (Funktionseinbussen).
Allein schon in diesem Satz sind viele Vorannahmen anthropologischer Art zu erkennen: es gäbe eine Seele, immateriell als „Substanz" anderer Art als der Körper (wie viele Umkreisungen dieses Themas brachte die Geschichte hervor!), vielleicht gar unabhängig vom Körper, vielleicht ein Zwischenglied zwischen Materie (Körper) und Geist – oder selbst Teil des lebendigen Leibes und Teil einer „Geistwelt". Diese Seele könne erkranken und der Heilkunde bedürfen. Solches Kranksein könne nach Qualität und Quantität charakterisiert, gar gemessen werden etc.
Als Wissenschaft differenziert Psychiatrie die Leidensformen in Syndrome, gruppiert sie in Diagnosen (das sind Typen, keine Krankheitskategorien) und sucht nach deren Ursachen (Ätiologie) und den Entwicklungsbedingungen (Pathogenese). In der Psychiatrie sind Diagnosen noch immer keine Bezeichnungen für Krankheitseinheiten (Morbusmodell). Eine Krankheitseinheit ist nach dem medizinischen Modell eine Einheit von Erscheinungsbild im Entstehen (Prodromen), im Vollbild (Querschnitt), Längsschnitt (Verlauf) und Ausgang mit gemeinsamer Ursache (Kausalbedingungen in komplexer Interaktion) und Therapieansprechbarkeit. Das ist aber bei den meisten psychiatrischen Krankheitsbildern nicht gegeben[1], besonders nicht bei den so genannten „endogenen", idiopathischen (genauer: kryptogenen) Psychosen mit der Bezeichnung Affektkrankheiten und Schizophrenien.
Statt auf Krankheiten (morbus) im strikten Sinn muss sich die

---

[1] auch bei vielen Körperkrankheiten nicht

Psychiatrie in Praxis und Forschung auf Syndrome höherer Ordnung, das sind Diagnosen-Gruppen, beschränken.
Die Leiden und die Dysfunktionalität von Menschen, die bestimmten Diagnosen zugeordnet werden, entsprechen durchaus Kranksein (illness), d.h. subjektiver Beeinträchtigung und objektivierbarer Funktionseinbussen. Beides erweckt – in kultureller Abhängigkeit – Beschwerdebewusstsein, Krankheitsgefühl und Heilungssuche bei den kurativen Funktionsträgern der entsprechenden Gesellschaft.
Die Doppelbedeutung des Wortes „Krankheit", einmal im vorwissenschaftlichen Sinn von Beschwerden und Leistungsverlust (suffering, impairment), dann im wissenschaftlichen medizinischen Sinn als phänomenal-kausale Entität ist oft nicht genügend bewusst.
Das 20. Jahrhundert hat in der International Classification of Diseases (ICD) der World Health Organisation und in dem Diagnostic and Statistical Manual (DSM) der American Psychiatric Association eine (weitgehend konforme) Einteilung von „Störungsbildern", das sind Syndrome höherer Ordnung, mit einer Entscheidungs- und Sprachregelung entwickelt. Damit ist eine internationale Verständigung für Praxis und Forschung (Reliabilität) erleichtert.
Aber: es sind diagnostische Gruppen, keine Krankheitseinheiten im strikten Sinn (s.o.), die da aufgelistet sind.
Bei schwerem Versagen in der Lebensbewältigung (Dysfunktionalität, Verlust der Selbststeuerung, des Realitätsbezuges) und/oder schwerem subjektivem Leiden ohne erkennbaren „äusseren" Anlass in der Lebenskonstellation ist die Einschätzung „krank" mit den sozialen Folgen von Entlastung von Schuld, Scham, Leistungsverpflichtung, Heilungsangeboten, Versorgung einfach.
Von den schweren „Fällen" bis zu den leichten geht eine „Verdünnungsreihe" (dimensionales Konzept) bis in das allen Menschen in unter-

schiedlichem Grad gemeinsame des Schweren, Belastenden, des Unglücks und des Ungenügens im Leben (Lebensleid). Die Grenze ist nicht deutlich, weil das Schwere, die Not, die Krankheit, die Grenzsituationen bewusst zu erleben sehr von der Persönlichkeit und von der Kultur abhängt. Es gibt Charaktere und Kulturen der Abhärtung, die „hart im Nehmen", standhaft, zäh im Durchhalten sind, und es gibt empfindliche, verletzliche, kränkbare, selbstmitleidige, rigidzerbrechliche, die schon bei nicht allzu schweren Lebensbedingungen „die Flinte ins Korn werfen", sich aufgeben, um Entlastung und Hilfe appellieren – und dazwischen alle Übergangsformen.

Wann, bei welchem Grad von Leiden, krankheitswertiger Seelenschmerz (Psychalgie) und Ängste die Alltagsfunktion beeinträchtigen, ist „subjektiv", das heisst liegt am Subjekt, dem/der Erlebende(n). Bei übermässiger Erregung mit Aggression in Wort und Tat, Zerstörungswut und bei lebensinadäquater Hochstimmung bis zum „Bodenverlust" und „Höhenschwindel" (Manie) sind die Einschätzungen weniger problematisch als beim Leiden. Ähnlich sind bei „unrealistischen" Ängsten und situations-, objekt- unangemessenen Befürchtungen die Krankheitsbewertungen einfach.

Die Geschichte der Entwicklung der medizinischen Heilkunde (s. Freidson 1970) folgt der Naturwissenschaft; erst spät konnte die Heilkunde sich von Magie und Religion emanzipieren. Spuren dieser sind immer noch da in paramedizinischen Heilsubkulturen, in Exorzismus und im Grenzgebiet von Psychotherapie und Seelsorge. Erst spät im 18. und 19. Jahrhundert spezialisierten sich einige Ärzte für psychische Krankheiten: es entstand eine ärztliche Seelenheilkunde (Foucault 1973). Je nach der Anthropologie war die Seele als leibunabhängig und wegen ihrer göttlichen Abkunft als immun gegen Krankheiten angesehen, das Leiden als Folge von Sünde aufgefasst –

oder die Psyche wurde als Derivat des Gehirnes verstanden. Dann musste man bei den „Geistesgestörten" Hirnkrankheiten vermuten. Im 19. Jahrhundert wurden viele Einteilungen der psychischen „Krankheiten" vorgelegt: es sind im heutigen Verständnis Syndrome. Es gab keine einheitlichen Kriterien der Einteilung und keine allgemein anerkannte Sprachregelung. Doch schon um die Mitte des 19. Jahrhunderts bahnte sich die grosse Zweiteilung an in „symptomatische Psychosen" in der Folge von erkennbaren Körperkrankheiten und „idiopathische", die ohne erkennbare somatische Pathologie auftraten. Kahlbaum (1863) nahm die Kombination von Erscheinungsbild (Syndrom) und Verlauf als Kriterien für eine gesuchte Nosologie (Krankheitslehre). Darauf baute Kraepelin auf und trennte die – nach damaligem Wissen – durch organische Schäden verursachten psychopathologischen Syndrome und die ohne damals erhebbare (aber von ihm postulierte) Gehirnpathologie als „endogene" Geisteskrankheiten. Diese „endogenen" Störungen teilte er in zwei grosse Gruppen, nach den Kriterien dominanter Affektstörung (mit sehr weitem und unscharfem Konzept von „Affekt") und Verlauf: das „Manisch-depressive Irresein" fasste die depressiven und manischen Syndrome mit spontaner Remission und Heilung ohne bleibende Schäden zusammen. Die Dementia-praecox versammelte die früh beginnenden, unheilbar zum „geistigen Siechtum" (Demenz im damaligen Sinn) führenden Störungen des Verstandes und der Persönlichkeit. Eugen Bleuler entwickelte daraus „seine" Schizophrenien.
Die Gruppen waren zu gross und in der klinischen Erfahrung ineinander fliessend. In ICD und DSM ging man deshalb auf „Störungen" (disorder), also Syndrome als Beschreibungseinheiten zurück.
Die Ursachenforschung pendelte im 20. Jahrhundert zwischen Psycho-

genese, Somatogenese, Soziogenese. Die somatische, „biologische" Forschung suchte nach den hereditär-genetischen Grundlagen und nach zerebraler Pathologie morphologischer und physiologischer Art. Die psychogenetische Ableitung folgte den verschiedenen Verzweigungen der Psychoanalyse. Die soziogenetischen Ableitungen schuldigten die gesellschaftliche Situation als Ursache an. Es gab viele Einseitigkeiten in ideologischen Interpretationen. Eine mehrdimensionale Konzeptualisierung blieb oft bei unverbindlicher bis beliebiger Multiperspektivität. Die Therapieversuche schwankten mit den jeweils dominierenden Konzepten.

Die folgenden Texte spüren skizzenhaft den grossen kulturhistorischen Entwicklungslinien nach, in denen sich Philosophie als eine Kultur kritischen Fragens und Wissenschaften als Erforschung von umschriebenen Sachverhalten verselbständigten. Aus dieser Tradition erwuchs die wissenschaftliche Medizin, später auch die Psychiatrie im Schnittpunkt von Körperpathologie, Psychologie, Soziologie, Kulturanthropologie.
Die Psychiatrie entwickelte eine „Zeichenlehre", Semiologie, später Psychopathologie genannt. Ein empirisch valides Krankheitssystem gibt es heute noch nicht, sondern nur Diagnosen-Manuale (ICD, DSM). Deutungsmodelle kamen im Laufe der Geschichte, traten zurück und wurden wieder aufgegriffen. Dies wird am Beispiel des Dissoziation-Modells und der Schizophrenien ausgeführt.
Noch bleibt als stets neu zu erringendes Ziel eine integrale Psychiatrie in der Ätiopathogenese-Forschung und in den Therapien. Integrale Psychiatrie sollte mehrere Perspektiven und Methoden, „Wissen" aus verschiedenen Ansätzen, in systematischer Ordnung aufeinander beziehen und abstimmen (statt eines ad-hoc-Eklektizismus).

Dank: Frau P. Wiersma hat den Text in lesbare Form gebracht. Drei Leser des Manuskriptes haben durch ihre Stellungnahmen zu meiner Gestaltung der Endfassung beigetragen: Prof. Dr. med. Friedbert Scharfetter, Prof. Dr. phil. II Hans Stassen, Prof. Dr. med., Dr. phil. I Paul Hoff.

Anmerkung für den Leser:
Die Kapitel dieses Buches sind relativ selbständige Teile („Subholons"), entstanden unter der Leitfrage nach dem Weg der Kulturgeschichte vom Mythos zu Philosophie und Wissenschaft (1), zur Konstruktion psychischer Krankheiten (2), zur Assoziationspsychologie mit dem Dissoziations-Modell und dem „dissoziierten Ich/Selbst" der „schizophrenen" Menschen. Da die Abschnitte für sich gelesen werden können, habe ich gewisse Entwicklungslinien wiederholt skizziert.

Die rote Linie der kulturgeschichtlichen Entwicklung zu den "psychischen Störungen" des 20. Jahrhunderts
1. Auf der mythisch-schamanischen Kulturstufe gilt der Leib als der von mehreren Geistwesen („Seelen") mit wechselnder interiorer oder exteriorer Lokalisation und Wirkrichtung (Eindringen, Teilseelenraub) beeinflusste Körper. Wahrnehmen, Erkennen, Stimmungen, Gefühle, Affekte, Emotionen, Triebe, Verhalten sind noch nicht einer einheitlichen ich-haften Person zugeordnet, Aussen – Innen noch nicht konzeptuell scharf getrennt. Erleben und Handeln des Menschen in Gesundheit und Krankheit ist von vielen Einflussgrössen (Götter, Geister) ohne klare Ortsbestimmung ausserhalb oder innerhalb des Körpers abhängig. Physische Real-Geographie und „psychische" Meta-Geographie fliessen ineinander.

Der Schamane ist der Funktionsträger für Diagnose und Heilung von „Krankheiten", die noch nicht in seelische und körperliche geteilt sind. Die Ursachen von Krankheiten sind „Schwächen" als Folge von Fehlverhalten oder Schockerlebnissen (Traumen), die zu Teil-Seelenraub oder Eindringen von Krankheitsgeistern führen.

2. Es folgt konzeptuell eine progrediente Komposition und Synthese von

Erleben und Verhalten zu einer Person mit zentraler Selbststeuerung (Ich/Selbst). Diese geht parallel der Zweiteilung des Menschen in Seele (Psyche, mind field) und Körper. Das ist die Voraussetzung zur Unterscheidung von psychischen und körperlichen „Krankheiten" im Sinne von Funktionseinbussen.

Dieser „Seele" werden verschiedene „Vermögen" (Funktionen) zugeschrieben: Lebendigkeit des Leibes, Wahrnehmen (Perzeption), Erkennen, Denken, Erinnern, Emotionen im weiten Sinn, Triebe, Bewusstsein i.w.S. mit Ich-Bewusstsein.

Wenn diese Funktionen gestört sind oder ausfallen, wird psychische Krankheit angenommen.

Hinsichtlich der Ableitung der Herkunft der „Seele" scheiden sich die Vorstellungen.

Wenn die eine Psyche als von Gott eingehaucht, als göttlicher Funke vorgestellt wird, kann sie wegen ihres göttlichen Wesens nicht erkranken. Erlebens- und Verhaltensstörungen sind daher entweder als Strafe für Sünde gedeutet oder als Ausdruck von Körper-, speziell Hirnkrankheiten – die wohl Funktionsbereiche betreffen, aber nicht die göttliche Seele selbst. Hier spielt ein trialistisches Konzept: gottgegebener „Geist" (Pneuma, spirit), „Seele" im Sinne von Bewusstseinsvermögen, Körper (materiell, vergänglich). „Geist" und „Seele" zusammengefasst ergibt das dualistische Konzept: Psyche und Soma.

3. Die Vorstellung einer Psyche mit verschiedenen Funktionen bereitet den Weg zur Rede von psychischen Krankheiten in Abgrenzung von der psychischen Gesundheit.

„Krankheit" bedeutet Nicht-Können und/oder Leiden.

Krank ist im Selbstverständnis des „Patienten" und im Urteil seiner Umwelt, wer, aus welchem Grund immer, an sich und der Welt über das landes- und gruppenübliche Ausmass hinaus (sic Norm!) qualitativ oder/und quantitativ leidet (Leidensaspekt, engl. sickness, illness), wer mit den gegebenen nicht allzu extremen Verhältnissen bis zu einem lebensbeeinträchtigenden Mass nicht zurecht kommt, wer in der Lebens- und Weltbewährung versagt (Versagensaspekt), wer infolge seines hochgradigen Andersseins nicht in lebendige Verbindung zu anderen Menschen treten kann (Beziehungsaspekt).

Dieser auf Leiden, Versagen, Alienation abstellende weite Krankheitsbegriff kann auf die Unwillkürlichkeit, Unabsichtlichkeit als Kriterium verzichten, weil selbstinduzierte Krankheit, Verletzung, Invalidisierung sowie schwere Aggravation und Simulation selbst auf die genannten Kriterien bezogen werden können.

Krank in diesem Sinne ist das nicht vorhersehbare „Verrückte", manches (nicht jedes!) Uneinfühlbare und Befremdliche, aus der mitmenschlich gemeinsamen Realität heraus Gerückte; Krankheiten in diesem Sinne sind z.B. schwere Anpassungs- und Persönlichkeitsstörungen und Psychosen. Als unscharfes Psychosekriterium gilt die Aufhebung oder Beeinträchtigung des Realitätsbewusstseins und der Selbstverfügbarkeit. In diesem Begriff der Krankheit im weiteren Sinne liegt schon, dass ihre Kennzeichen („Symptome") mit einer gewissen Regelhaftigkeit (Typus, Muster im Querschnitt und Verlauf) und in einem „gesetzmässigen" Zusammenhang mit einer bestimmten Begründung (Motivzusammenhang, allenfalls Ursachenzusammenhang) für das Krankwerden auftreten.

Entsprechend bedeutet psychische Gesundheit Funktionstüchtigkeit. Gesund ist der Mensch, dem u.U. auch trotz des Leidensdrucks einer Körperkrankheit und/oder gegen den Normendruck seiner Gesellschaft – sein Leben gelingt (Selbstverwirklichung), der den Forderungen seines Wesens (Echtheit) und der Welt entsprechen und ihre Aufgaben bestehen kann (Adaption, Coping) – einer, der sich im Leben bewährt. Diese allgemeinen (und für empirische Erhebungen ungenügenden) Begriffsfassungen verzichten auf Festlegungen zu Ursache (somatisch, psychisch, exogen, endogen) und Pathogenese. Dieser Krankheitsbegriff entspricht also nicht der Zielvorstellung medizinischer Wissenschaft, die „Krankheit" (morbus) als Einheit von Symptom/Syndrom, Querschnitt- und Verlauf, Ätiologie und Pathogenese, Therapieansprechbarkeit fassen will.

Die Ätiologiedeutungen sind abhängig vom Menschenbild: wo dem Körper, dem Gehirn, Priorität zugeschrieben wird, die Psyche (mind, Bewusstsein) als vom Gehirn geschaffen gedeutet wird, engt sich die Ätiologie auf Somatopathologie ein. Personale, entwicklungsgeschichtlich-biographische, soziale, kulturelle Aspekte bleiben „Nebenaspekte" oder werden ausgeblendet.

4. Die Aufteilung des psychischen Feldes (mind field, Psyche, Seele) in „Vermögen", das sind Funktionsbereiche, wie Emotionen im weiten Sinn („Affekte"), Kognitionen, Selbstbewusstsein, konative Funktionen (Triebe) zieht die Frage nach ihrem Zusammenhalt, ihrer Kohärenz und ihrer Integration nach sich.

Ein physikalistisches Elementenmodell (nach Art der Chemie und Physik) schuf die Voraussetzungen für die Assoziationspsychologie (der das Dissoziationsmodell entstammt). Dies genügt aber nicht für die Konzeption eines personalen „Bewusstseinsfeldes". Dazu braucht es die Vorstellung einer um ein wachbewusstes personales Zentrum (Ich/Selbst) organisierten und integrierten Psyche von bestimmter Kohärenz, „Struktur", „Dynamik", Integration. Dieses personale Zentrum überwacht den bewussten Bereich der Psyche – und gewinnt damit eine Ahnung vom Unbewussten.

Das personale Zentrum bewährt sich in den Lebensaufgaben im Sinne des Zusammenhaltes (Kohärenz), der Abgrenzung (Demarkation Ich - Nicht-Ich), der Standfestigkeit bei inneren und äusseren „Stürmen", der Stärke des Selbstseins (Ich-Stärke), der personalen biographischen Identität, der Bewahrung von Kohärenz (Kohäsion, Synthese), der Selbststeuerung (-kontrolle, -bewahrung in Authentizität, Autonomie, flexibler, d.h. auf die Umweltbedingungen elastisch antwortenden Selbstverfügung).

Damit sind die kulturgeschichtlichen Schritte der Konzeptualisierung des Psychischen skizziert, die die Konstruktion von psychischen Krankheiten (mental disorders) und ihrer Systematik nach sich zog:

Pathologien
der Persönlichkeit (Charakter): Persönlichkeitsstörungen
der Emotionen („Affekte"): Affektkrankheiten
der Kognitionen i.w.S.: Intelligenzminderung
    Bewusstseinsstörung (Typ Delir)
    Demenzen
des Ich/Selbst-Bewusstseins
    kohäsive Selbst-Pathologien: Reifungs-, Anpassungsstörungen
    Persönlichkeitsstörungen
    non-kohäsive Selbst-Pathologien: Dissoziative Identitätsstörungen
    Schizophrene Syndrome

Kraepelins Versuch, psychische Krankheiten nach Symptomatologie, Verlauf und supponierter somatischer Ursache aufzustellen, konnte der vielfältigen klinischen Wirklichkeit nicht entsprechen (es blieb eine Leitidee). Dann folgte eine Aufgliederung der als „psychisch krank" angesehenen Syndrome in Störungstypen (in ICD und DSM).

Eine integrale Psychiatrie muss die „Anamnese" und „Genese", die anthropologischen Vorannahmen gegenwärtig haben und in Respekt vor der Komplexität psychischen Geschehens in Gesundheit und verschiedenen Krankheitsgraden die Vielzahl der Einflussgrössen in Ätiologie, Pathogenese, Diagnostik, Therapie, Rehabilitation und Prävention berücksichtigen.

I

Der Weg des Abendlandes vom Mythos zu Philosophie und Wissenschaft

Von Mythos, Magie, Religiophilosophie zu Wissenschaften und Philosophie

Europa, speziell der Raum des östlichen Mittelmeeres, war schon lange vor der Zeitenrechnung (Christi Geburt) ein Schmelztiegel uralter Kulturen, Aufnahmestelle und Assimilator von Religionen, Weltlehren, Wissenschaften und Künsten. Indien, Iran, Mesopotamien, Syrien, Phönikien, Ägypten finden sich in Spuren bei den Vorsokratikern im griechischen Kleinasien. Sie bereicherten das Denken der Griechen, die Entwicklung vom lebensfülligen Deismus zum Denken des einen Logos. Dieses metaphysische Prinzip des Logos spiegelt die indische Atman-Maha-Atman-Brahman-Lehre: das Eigentliche, die Essenz vor, hinter, unter allen Erscheinungen sei ein Geistiges, Insubstantielles, Metaphysisches, Absolutes.

Platons Reich der Ideen als den eigentlichen Wirklichkeiten und seine Vorstellung von der Seele, die sich als Abkömmling des Ideenreiches daran erinnert (anamnesis), spiegelt diese Philosophia perennis. Die Logos-Idee bleibt durch die abendländische Geistesgeschichte fruchtbar: die Gottheit der Stoa, das Eine der Platoniker, der göttliche Funke in der Seele bei Meister Eckhart. Das Christentum entstand aus der Verschmelzung von hellenistischer Philosophie und der Verkündigung Jesu als Heilsbringer in der Auslegung durch Paulus. Die Verzweigungen des Christentums (Ostkirchen, Römische Kirchen, später die Zersplitterungen durch den Protestantismus) dominierten die kulturelle Entwicklung in Europa.

Mit dem Judentum und dem Islam in Spanien floss eine Fülle von Wissen, Philosophie, Wissenschaften (wie die Astronomie, Mathematik), Techniken, Medizin in die okzidentale Welt. Die frühe griechische Philosophie bis Aristoteles kam über syrische Schriften erst spät zur Kenntnis Europas und bereitete die Renaissance vor – mit der Emanzipation von Philosophie und Wissenschaft aus dem Diktat des Christentums. Frühe Reisende brachten Kenntnisse von Wissenschaft und Technik aus Indien, Innerasien, China. Die Vorstellungen von der Geographie der Erde, von Ethnologie, physischer und kultureller Anthropologie weiteten sich aus.

Mit der Erweiterung des Weltbildes in Geographie, Anthropologie, Technik, Wissenschaften kamen pluralistische Werte in das von der römischen Kirche beherrschte Europa. Im Kolonialismus und Missionarismus begann die Ausbeutung der Erde und ihrer Völker: die Herrschaft Europas mit Sklaverei, Krieg, Ethnozid, Vertreibung, grausamer Glaubensindoktrination mit Zerstörung indigener Religionen.

Aber, so destruktiv die Europäer ihren Einfluss ausdehnten, die Expeditionen in fremde Kontinente brachten ausser materieller Beute auch eine Bereicherung, die wenigstens für einige wenige geistig Mündige das Eigene Europas relativierten, die Selbst-Überhöhung der jeweils herrschenden europäischen Nation. Aber dieses Bollwerk „Wir Abendländer, wir Weissen an der Spitze der Evolution" hält sich noch mit der geographischen Schwerpunktverschiebung in das den Ureinwohnern geraubte Nordamerika in dem Selbstverständnis euroamerikanischer Kultur – bis zum Weltbestimmungsanspruch ihrer Vertreter in Politik, Wissenschaften, Technik.

Auch die abendländische Philosophie blieb lange eurozentrisch, graecozentrisch, ehe sich (spät, 17./18. Jh.) eine Anerkennung weiterer grosser Denktraditionen in China (Laotse, Tschuang tse, Kungfutse) und Indien (Upanishaden, Samkya, Buddhismus) anbahnte.

Mit der Aufklärung beginnt sich die Philosophie von der (christlichen) Religion zu emanzipieren und die Wissenschaft als Naturwissenschaft zu verselbständigen. Die Evolutionslehre mit ihrem „Gipfel" Darwin war so erst möglich. Die heute „Geisteswissenschaft" genannten Fächer blieben lange noch der Philosophie zugehörig, bevor sie durch den Umfang ihrer Gebiete und durch ihre Methoden mehr und mehr selbständige Fächer wurden: Psychologie, Soziologie, Historik, Hermeneutik, Philologie etc.

Der Weg der kulturellen Evolution geht von Mythos und Magie zur Religio-Philosophie, früher Verbindung von Religion und Philosophie. Die Philosophie konnte sich erst spät von der Religion ablösen und Wege des Denkens über den Menschen in seiner Welt unabhängig von der vorgegebenen Doktrin versuchen – zwischen den Spekulationen des Idealismus und zugehöriger Seins-Philosophien, die mehr oder weniger deutliche Derivate christlicher Traditionen sind, befreit von der kirchlichen Sprache und Dogmen (Trinität z.B.), und auch von dem nüchternen Empirismus, der sich positivistisch an das Wissen aus Perzeptionen hält.

Die Aufklärung brachte die Trennung von Glauben und Wissen. Damit setzte die Reflexion über das ein, was man zweifelsfrei wissen könne (Descartes), und über die mit dem Menschsein gegebenen konstellierenden Vorbedingungen jeder Erkenntnis (Kant). Die Transzendentalphilosophie suchte nach apriorischen (präempirischen) Determinanten menschlichen Wissens. Vorempirisch gedacht war dann auch ein transzendentales Subjekt zu postulieren, Vorstufen eines Ich, das sich in „Tathandlung" (Fichte) selbst setzt.

Die Kulturgeschichte der Vorstellung: eine Seele, ein Bewusstsein, ein Ich
Vom Poly- zum Monopsychismus. Der kulturevolutionäre Prozess der Unifikation und Interiorisation, Unterscheidung bewusst/unbewusst, Identitäts- und Individuums-Gestaltung
Im Verlauf der Geschichte geht die Vielseelen-Lehre (Polypsychismus)

allmählich in die Einseelen-Lehre (Monopsychismus) über. Auf der schamanischen Kulturstufe sind viele Teil-Seelen differenziert, nicht nur Subholons von psychischen Funktionen (Trieb, Begehren, Vorstellungen, Erinnerungen, Stimmungen, Gefühle), sondern auch des Leibes (z.b. Knochen-Seele, Herz, Eingeweide). Diese Teile werden zunehmend zu einem belebten, beseelten Leib verschmolzen. Leib und Seele sind nicht so getrennt wie später in dem griechisch-okzidentalen Dualismus. Bei Platon ist die Seele der die Ideen erkennende Teil, weil sie selbst diesem Ideenreich entstammt und sich daran erinnert. Bei Aristoteles sind Funktionsbereiche unterschieden: die Anima als vitale Grundlage, als erkennend, als fühlend etc. Die externe „Lokalisation" von wertnegativen Vorkommnissen, „Erlebnissen" an ich-fremde Instanzen, an den Teufel, böse Dämonen ist z.b. bei den christlichen Wüstenmönchen deutlich (z.b. Antonius der Grosse um 251-356 n. Chr.). Ein Jahrhundert später musste Augustinus (354-430 n. Chr.) seinen Triebkonflikt auf sich selbst nehmen, sich selbst zuschreiben: der Prozess der Egoifizierung ist kulturgeschichtlich eine progrediente Interiorisierung.

Die progrediente Verinnerlichung vorher als extern oder der Person fremd aufgefassten Teile, ihre Hereinnahme in die eine Psyche bedeutet Unifikation in eine Person, eine Seele, ein Subjekt. Das bedeutet die Entwicklung einer relativ stabilen personalen Identität. Die sollte in ihren Funktionsbereichen integriert, harmonisch abgestimmt sein in einem mentalen Kräfte-Feld. Mit der Akzentuierung der unverwechselbaren und nicht austauschbaren Identität, der Authentizität, wird die Gestaltung des Individuums, des unteilbaren Einen Ganzen, gefordert und gefördert – bis zur übertriebenen (d.h. der Wirklichkeit nicht mehr angemessenen) Ideal-Bildung integrierter Einheit.

Diese (im Ideal) isolierte individuelle Einheit ist aber keine unabhängige Monade. Vielmehr wächst und entwickelt sie sich im mutuellen

Sozialkontext, in der Kommunikation. Das zugespitzte Individualitäts-Ideal bringt die höhere Gewichtung der Autonomie und Autarkie der Person mit sich – die Einordnung in die Gemeinschaft der eigenen Ethnie, Kultur, der Menschheit, des Lebendigen und ihrer Existenzgrundlage, der Erde, der „Natur" wird zur Aufgabe, gar zum Problem. Das Individuum muss Selbstrelativierung, Einordnung, Rücksichtnahme, Verzicht aus sozioprotektiven, humanitären, karitativen und aus ökologischen Gründen lernen. Dieser Prozess der Menschwerdung ist bei weitem nicht geleistet.

In der Kulturgeschichte des Abendlandes ereigneten sich die ineinander verflochtenen Schritte:

1. Vom Polypsychismus zum Monopsychismus: Unifikation
Aus der Vorstellung vieler Seelen, dann Teil-Seelen (deren Nachfahren heute die Subselves, Teilpersönlichkeiten und getrennte Funktionsbereiche sind) wurde das dominierende Konzept: eine Seele, eine Psyche. Dieser wurden dann immer mehr Funktionsfelder zugeordnet: vom Trieb bis zum Geist. Eine Psyche, ein Bewusstsein, ein mentales Feld.

2. Der Prozess der progressiven Interiorisation
Was früher den Geistern, gutwollenden, helfenden (Hilfsgeister, Engel), üblen, krankmachenden (Dämonen, Teufel), also jedenfalls externen, nicht-ichhaften Kräften zugeschrieben wurde, wurde mehr und mehr als intra-psychisch lokalisiert. Der Mensch musste mehr und mehr „auf sich nehmen", d.h. sich selbst, seinem egoifizierten Bewusstsein zugehörig anerkennen. Was früher dem Satan zugeschrieben wurde, musste als eigener innerer Anteil zugestanden werden. Der Anspruch an Selbst-

beobachtung, -kontrolle, an Gewissen, mit Schuld, Scham, Peinlichkeiten wurde grösser.

Norbert Elias (1976) interpretiert den Zivilisationsprozess als eine fortschreitende Kontrolle über alle Lebensäusserungen, besonders über die Triebe und Affekte. Diese würden mehr und mehr aus dem öffentlichen Bereich abgeschoben – das führe zur Produktion des Unbewussten bei gleichzeitiger Übermacht des Über-Ich. Das Ich, das Individuum stehe in wechselseitiger Beziehung mit der Gesellschaft (Interdependenzgeflecht), sei von ihr abhängig in Entwicklung und Bestehen („offene" statt geschlossene, d.i. isolierte Person). In der Sicht von Elias geschieht die Kontrolle des Verhaltens zuerst interpersonell in der Gesellschaft und wird dann zunehmend internalisiert: Kontrolle vor sich selbst, vor dem eigenen Über-Ich. Das bedeute einen „Umbau" des Bewusstseins und des Triebhaushaltes. Damit gehe eine progrediente Psychologisierung (Menschenbeobachtung, den Anderen und sich selbst) und sekundär Rationalisierung einher (377). Solche historische Perspektive fehle der Psychoanalyse (388). Spät erst werden „höhere" Regungen wie Scham und Peinlichkeit erworben (397), vor anderen, vor sich selbst. Fremdkontrolle werde umgewandelt in Selbstkontrolle.

Das Werk von Gehlen greift Gedanken zur Persönlichkeits-Formung im 20. Jahrhundert von Weber, Bergson, Toynbee zur Analyse der „Seele im technischen Zeitalter" (1957) auf. Er spricht von einer „Änderung der Bewusstseinsstrukturen" (59), einer „Übersteigerung des Innenlebens" (61), einer „Primitivisierung" als Reaktion auf die Überschwemmung mit fremdgesetzten Reizen und Affektüberlastung (33) und vom „neuen Subjektivismus" (57), einer hohen Gewichtung des Subjektiven, dem Psychologisieren – bei zunehmender Weltfremdheit (62), exzessivem Mitteilungsbedürfnis (59), Verlust an genuiner Erfahrung (39), was zur Übernahme der Meinung anderer führe.

Der Individualismus impliziert die Werte: Autonomie, Selbstverwirklichung des je eigenen Wesens, Authentizität, Treue zu sich selbst – und das möglichst in „Freiheit" der Entscheidung, der Wahl, des Wollens, der Intention.

Die Gefahren solcher Wertsetzungen sind selbstsüchtiger (egoistischer) Hedonimus im Machtstreben und in der rücksichtslosen Ausbeutung der Lebewesen und der Erde, hyperboler Subjektzentrismus (nur das Ich, seine Lust bestimmen das Handeln, Abbau prosozialer und ökologischer Einstellungen), Ablehnung universaler Verantwortung des Einzelnen in der Gemeinschaft des Lebens.

Der Pluralismus der Werte kann zur moralischen Unverbindlichkeit und zu beliebigem ichbestimmten Eklektizismus führen. Nach der „Entzauberung der Welt" (Max Weber) dominiert die instrumentelle Rationalität, das technische Machen. Dagegen kam eine Woge des unverbindlichen Relativismus (auch in der Epistemologie) und Intuitionismus, in dem Intuition, Phantasie, Imagination, Schau, „Gefühl" (splanchnische Sensationen i.S. von Kant) über die Verantwortlichkeit von Verstand und Vernunft gewertet werden (der Weg von der rational-technischen Moderne zur „Postmoderne", z.B. in der New-Age-Bewegung).

3. Die Vorstellung des Unbewussten:
Je mehr Funktionsbereiche dem eigenen mentalen Feld zugehörig „erlebt" (!) wurden, umso schwieriger war die Übersicht zu bewahren: nicht alles war dem klaren Wachbewusstsein gegenwärtig. Einiges lag im Dämmerlicht, anderes im Dunkel – es „gab" also halb- und unbewusste Bereiche, die aber doch als dem Eigenbereich angehörig erlebt wurden (persönliches Unbewusstes) oder als menschengemeinsames (kollektives) Unbewusstes.

4. Die Dynamik im Bewussten und Unbewussten
Die Variation des vom Bewussten Beleuchteten, der in unterschiedlicher Helligkeit „bewussten" Vorgänge rief die Frage nach der Dynamik des Geschehens wach. Was bewegte den „Lichtkegel" des Bewusstseins – wer war der Akteur, der Autor? Und unter welchen Antrieben, Motiven wurde der Lichtschein des Bewusstseins bewegt? Welche Motive waren dem reflexiven Bewusstsein zugänglich, welche blieben ausserhalb („unbewusst")? Die Dynamik des Fluktuierens von unterschiedlichen Bewusstheiten bis zum völlig Unbewussten (z.b. Körpervorgänge) war aktuell geworden. Die supponierten Vorgänge wurden in verschiedenen Denkmodellen formuliert: Selbstheilungs-, verteidigungskräfte, mentale Funktionen (kognitiv, affektiv, konativ[2]), Assoziationen und Dissoziationen (Komplexlehre), die „Mechanismen" der Psychoanalyse und ihrer Derivate.

5. Akzentuierung der Individualität
Mit der Ausweitung des mentalen Feldes als zu einer bestimmten Person, ihrem Ich-Bewusstsein gehörig, der wachsenden Verantwortung für das eigene Verhalten (später teilweise gar des Erlebens, welches das Verhalten bestimmt) wuchs die kulturelle Pointierung des Individuums: eine einheitliche, im Lebenslauf stabile unverwechselbare ichhafte Identität. Damit kam die Gefährdung für die Separation, Isolation, Vereinsamung, gar Entfremdung des Individuums, dessen Soziogenese in der Ontogenese und dessen interpersonell-soziale Abhängigkeit in Wachstum und Bestand erst später anerkannt wurde. Das Individuum, das ist die ichhafte Person, die unverwechselbare Instanz „Ich bin ich selbst": Ich-Bewusstsein, Selbstbewusstsein.

---

[2] konativ = triebhaft (von conatus, Trieb)

Mit dieser Entwicklung kam im 19. Jahrhundert die Uneinheitlichkeit und Wechselhaftigkeit der Persönlichkeit, des Ich-Bewusstseins ins Blickfeld. Dichter sprachen davon, z.B. Novalis (1772-1801): die „eigene innere Pluralität" (26), „Pluralismus ist unser innerstes Wesen" (36), „Eine echte synthetische Person ist eine Person, die mehrere Personen zugleich ist" (40). Philosophen wie Herbart (1776-1841) konzipierten das Ich/Selbst als durch Assoziation von Empfindungen und Vorstellungen zu Komplexen entstanden. Mach (1838-1916) wiederholte Humes Konzept vom Ich als assoziierte Empfindungsgruppe. Psychologen und Psychiater waren von den alternierenden und multiplen Persönlichkeiten fasziniert: Ribot (1839-1916) schrieb von der Verdoppelung und Vervielfachung des Ich, P. Janet, W. James, Prince u.a. von multiplen Persönlichkeiten. Griesinger (1845) schrieb vom Ich als „Vorstellungsmasse", das wechseln oder gespalten werden kann (48), von starken oder schwachen „Ich-Komplexen" (51). Gemütsschwäche bedeutete bei ihm auch Ichschwäche (55), die „reizbare Schwäche" als Disposition für „Auflösung und Zerfall" in der Psychose (56). Damit war das Konzept einer Gruppe von Syndromen geschaffen, die durch einen Ich-Zerfall charakterisiert waren: die Wurzel des Schizophreniebegriffs (s.S. 155).

Die Uneinheitlichkeit und Wechselhaftigkeit des Ich, der Mangel an Integration und Kohärenz in sich und mit der Umwelt, wurde auch ausserhalb der Psychopathologie zu einem lastenden Thema der Zeit um 1900. Es war „offensichtlich Allgemeingut der Zeit" (s. Wunberg 1965, 27), deren Intellektuelle in hypertropher Selbstreflexion den selbstverständlichen (auch leiblichen) Selbstbezug und damit auch den Umweltkontakt verloren. Viele Dichter pflegten diese Hyperreflexion[3] in

---

[3] Die Gleichsetzung von hyperreflexiver Distanz mit Depersonalisation gedeutet als Spaltung, ist allerdings eine übertriebene Anwendung des Spaltungsmodells, die Assoziation zur Schizophrenie gar eine unzulässige Metapher.

morbider Manier (s. z.B. Wunberg über Hofmannsthal). Die Bannung in der Selbstbespiegelung ist bei vielen da: vom jungen Rilke, Musil, George u.v.a. bis z.B. Gottfried Benn. Dem hyperbolischen reflexiven Selbst- und Weltbezug zerfallen die „Dinge", entgleiten ins Atmosphärische, Nebulose, ins Nichts.
Die sorgfältigen Schriften zum Ich-Bewusstsein und zur Depersonalisation von Oesterreich stammen aus der Aera der Problematisierung des Ich-Gefühls.

Psyche – Subjekt – Bewusstsein
Die in der abendländischen Kulturgeschichte vollzogene ideelle Synthese vieler Seelen zum Konzept einer einzigen Seele bereitete die platonische und christliche okzidentale Spaltung von Seele (als Hauch Gottes) und Körper vor, die dann bei Descartes in der Trennung von res cogitans und res extensa erscheint. Die res cogitans freilich ist von Inhalt, Funktion, Umfang her ganz davon abhängig, was unter cogitare, d.i. denken, verstanden wird. Es gibt Auslegungen, die alles mentale Geschehen dem cogitare subsummieren wollen (vgl. der weite Begriff von „Vorstellungen"). Aber Descartes schrieb, dass er „cogitans", d.h. denkend seiner selbst als existierend gewiss werde. Er sagte nicht: die Freude, der Schmerz, die Erinnerung, der Wunsch, Trieb geben mir Gewissheit, dass ich bin.
Als Instanz, die cogitare i.S. von denken meint, steht die Konzeption in der Traditionslinie des Lógos-Trägers am Menschen, seinem Anteil an Logismón, das ist Verstand, und was es dazu braucht: Sinneseindrücke (Perzeptionen), Wahr-nehmen i.S. von erkennendem Einordnen (cognoscere), Verknüpfen mit Erinnerungen, Gelerntem und mit den zugehörigen Emotionen. Diese sind der Thymos-Anteil (Gemüt), dem in der abendländischen Tradition immer mehr einbezogen wurde: nicht nur

Stimmung und Gemüt, sondern Triebe und Affekte, Sehnsüchte und Wünsche (Passiones des 19. Jh.), die vitalen Antriebe. In der Gliederung in Funktionsbereiche liegt der Keim für die erneuerte Aufspaltung in Kognition und Emotion. Zur Kognition kam konzeptionell die Personalität hinzu. Damit ist die Aufteilung der psychischen Krankheiten in das klinische Bild dominierende Syndrome vorbereitet, die über Verstandes- und Persönlichkeits-„Störungen" und davon abgetrennte Gemüts-Störungen schliesslich in die Kraepelinsche Dichotomie der „endogenen" Psychosen einmündet. Da ist die alte Trennung von Logismón (Verstand i.w.S.) und Thymós (Emotionalität, Affektivität, Triebe) gespiegelt. In der Psychopathologie brach die ideell-konzeptionelle Einheit einer Psyche wieder in zwei Teile, denen beiden gar vieles zugeschrieben wurde. Diese Auftrennung ist auch in Freuds seelischem „Apparat" als „Es" und „Ich" da, erweitert zum trinitarischen Modell durch das „Über-Ich" – mythische Bilder im Gewand nüchterner physikalistischer Sprache.

Ekstasen, Besessenheit, alternierende und multiple Persönlichkeit – sie alle verwiesen auf die unsichere Einheit einer Seele, eines Bewusstseins, einer Psyche, einer integrierten einheitlichen Person. Die Person konnte aus dem scheinbar sicheren Gehäuse des Ich herausgeraten (Scharfetter 2008), konnte in der Besessenheit von nicht-ichhaften Kräften beherrscht werden, konnte zerfliessen in verschiedene Teil-Identitäten – und wieder zusammen kommen (Gleichnis vom Quecksilber, Scharfetter 1999).

In solchen Fällen musste, so Pierre Janet, doch die Synthese- und Integrationskraft der Person schwach sein: der Name Psychasthenie war schnell gefunden und deckte die rätselhaften Vorgänge nominalistisch zu: was eint eine Persönlichkeit, hält sie zusammen? Der Vitalismus offerierte den Begriff Lebenskraft (Libido), in physikalistischer Imagination Freuds Libido. Vorher schon schienen Magnetismus und Hyp-

nose Lenkungen dieser Seelenkräfte zu ermöglichen.
Mit der Hypnose schien ein Verfahren der Bewusstseinsbeeinflussung gegeben. Aber: was war „Bewusstsein"? Es konnte nicht nur klar Bewusstes, gar Reflektiertes und Selbstgesteuertes meinen. Das, was die „Alten" externen Instanzen, Geistern, Dämonen, Engeln, Gotteslenkung zuschrieben und womit die Schamanen wirkten, war ja nicht bewusst: es gab offensichtlich und unabweisbar Bereiche des mentalen Feldes, die „unbewusst" oder nur teilbewusst waren. Mit diesem Bereich der „unerforschlichen und unermesslichen Psyche" (Heraklit um 500 v.Chr.) „arbeiteten" die Schamanen, Geistheiler, Hypnotiseure. Kühn betätigten sie sich in der „mentalen Metageographie", zu der sie in der „therapeutischen" Trance kulturinhärente Wege und Einflussmöglichkeiten „wussten".

Metageographie – der Ausdruck verweist auf andere Regionen, Länder, Täler, Berge, Schluchten, Joch-Übergänge, bewohnt von unsichtbaren Wesen. Das auf die Realgeographie und den aktuellen Sozialraum bezogene Alltagsbewusstsein war nur *eines*.

Durfte man dann verschiedene „Bewusstseine" postulieren? Da wäre der alte Polypsychismus wieder aufgelebt. Der Schamane geht von dem aktuellen diagnostisch-therapeutischen Auftrag aus und „reist" in Anderwelten, wirkt dort und bewirkt hier die Heilung. Seine konkrete Heimatgeographie ist erweitert um die Metageographie. Die ist durch des Schamanen Wirken *eines*; er ist der Meister der Bewusstseinssteuerung, Kybernetes des Bewusstseins. *Ein* Bewusstsein – viele Welten (Scharfetter 2000). Der Schamane als Psychonaut.

Das hiess doch: das Bewusstsein ist nicht an den Körper fixiert, im Gehirn drinnen, wie es die kulturgeschichtliche Internalisierung meinte: innen in der Person, in der Psyche, im Körper, im Gehirn – da spurte das Denken ein in die Vorstellung, das Gehirn schaffe, erzeuge Bewusstsein.

Schamanische Interaktion und hypnotische Steuerung verwiesen auf die personübergreifende Dimension des Bewusstseins. Dieses entzieht sich einer Lokalisation in einem Organ. Die Vorstellung eines menschengemeinsamen Unbewussten (kollektives Unbewusstes), ja schon vorher der interpersonelle Transfer in Therapie verweist darauf, dass wir „Bewusstsein" i.w.S. nicht so intrapsychisch konzipieren dürfen – mit den folgenden Schwierigkeiten, Intersubjektivität und Interpersonalität verständlich zu machen.

Bewusstsein als Afferenz und Efferenz ermöglichendes und steuerndes Funktions-System erfasst („bewusst" oder „unbewusst") nicht nur Intersubjektivität (gemeinsame „Welt" i.S. von Husserl) als Voraussetzung für Interpersonalität (aktiver mutueller Austausch zwischen Personen). Vielmehr ist im Bewusstsein (in unterschiedlicher Klarheit) „die Welt", auch die „objektale" Umwelt materieller, belebter, mentaler, psychosozialer Art gegeben.

Das Erkennen ist eine Fähigkeit des Bewusstseins: im Bewusstsein des Einzelnen gestaltet sich aus seiner Vorerfahrung (Persönlichkeit, Biographie, Wissensstand, Sozialisation) ein bedeutungsgeladenes „Bild". Die Bilder von verschiedenen Menschen überschneiden sich: das nennt man die intersubjektiv reliable Realität. „Daneben" bleibt ein idiosynkratischer eigener Teil. Der gemässigte Konstruktivismus versucht, beide Anteile, den „privaten", persönlichen Gestaltungsprozess angesichts der (objektalen) Gegenständlichkeit als das Zukommende, Angetroffene zu gewichten.

In der mystischen Erfahrung, „Einung mit dem All-Einen", „begegnet das Bewusstsein sich selbst", d.h. das spirituelle All-eine (Brahman, Maha-Atman, Tao, Shunyata, Logos) bleibt im einzelnen Bewusstsein immanent und wird nicht zum personalen oder apersonalen Gegenüber. Die „Wirklichkeit" der Lebenswelt ergibt sich aus der Interaktion eines

Subjektes (mit seinen Vorbedingungen von den Transzendentalien Kants über die spezifisch humanen Möglichkeiten des Erkennens, wie sie unter positivistischem Weltverständnis die evolutionäre Erkenntnistheorie studierte, bis zu den persönlichen und sozio-kulturellen Einflüssen) mit dem nicht-ichhaften Bereich („Objekt", Gegenstand).

Diese Sicht wirft die Frage auf nach dem Verhältnis von Subjekt, Bewusstsein, Psyche. Sind das „nur" Vorstellungen, Konstrukte aus verschiedenen Denktraditionen – die letztlich auf ein nicht zu fassendes Vermögen verweisen, das allem Lebendigen in unterschiedlichem Grad eignet? Jedenfalls geht es nicht an, „alles" in den Denkbahnen bestimmter Psychologien zu deuten. Da würde die historische Bedingtheit auch dieser Psychologie, ihre begrenzte Deutungsmacht übersehen. Es liegen schon Einschränkungen der Perspektive vor, wo „Tiefenpsychologie" ins Unbewusste Einblick nehmen will und mit den eigenen Imaginationen füllt. So entstehen Psycho-Mythologien – in zeitgeschichtlicher Parallele zu Hirn-Mythologien. Diese ist heutzutage aktuell: die Neurophysiologie und -Psychologie, die so grossartige Einblicke ermöglicht, sieht sich vor einer mit wachsendem Wissen immer grösseren Komplexität – und zieht sich teilweise in reduktionistische Simplifikationen zurück.

Je mehr Einsicht in die systemisch gedeutete Komplexität isolierbarer psychischer Funktionen die Neurobiologie gewinnt, umso stärker wächst die Schwierigkeit, die ebenfalls hoch komplexe Psychopathologie korrelativ auf neurobiologische Parameter, gar isolierter Lokalisation, zu beziehen.

Der Mensch ist nicht auf Psychologien und nicht auf Hirnphysiologie zu reduzieren. Aber beide Forschungswege sind wichtig und zu fördern, um die Spaltung zwischen den Psychoanalytikern, den „Kennern" des Unbewussten, die sich von den Neuropsychologen abschotten, und den optimistisch beflügelten Neuropsychologen zu überwinden. Wir brauchen eine differenzierte Psychopathologie, besonders des Ich/Selbst-Bewusstseins, auf der Syndrom-Ebene (nicht von vermeintlichen „Krankheiten"), verbunden mit Neuropsychologie und der molekulargenetischen Forschung nach Vulnerabilität (und Resilienz) im Sinne einer psycho-physischen Morbiditäts-Disposition, die non-genetische Faktoren berücksichtigt. Die Vulnerabilitäten und Stärken einer Person sind in ihrer Entstehung „komplex": genetische Prädisposition, durch viele Faktoren (endogene und exogene) vielfältig moduliert, kann zur Dysfunktion unterschiedlicher Schwere führen – die lebenspraktisch als psychopathologisches Syndrom, neuropsychologisch als Fehlleistung erfassbar wird.

Die Trennung von Religion und Philosophie, von Philosophie und Wissenschaft
Die oben flüchtig skizzierte kulturhistorische Entwicklung von der Vielseelen- zur Einseelenlehre brachte eine zunehmende Internalisation (was „aussen", fremd war, wird als inneres Geschehen gedeutet), Unifikation (eine Seele, ein Geist, eine Person, eine Hypostase, eine Subjectum), Individuumskonzept (unteilbare und von anderen abgetrennte selbstidentische Einheit, autonom und autark). Dies bis zu einem Grade, dass „vergessen" ging, dass die interpersonelle, soziale Komponente bei Entstehen, Entfaltung, Erstarken, Schwächung, Heilung so wichtig war.
Erst in der Neuzeit konnte sich die Philosophie, noch als enzyklopädisches Universalwissen über die Physis, die „Welt", den Menschen, die Erde, das Universum, verstanden und in den idealistischen Denktraditionen platonisch-christlich die Seele als Gottesfunken von Verfall, Tod, Krankheit frei haltend, mit dem Aufkommen fruchtbarer

Die Trennung von Religion und Philosophie

Skepsis gegenüber den menschlichen Erkenntnismöglichkeiten, gegenüber Ideengebäuden der Metaphysik, Gottesbeweisen, von den Einengungen der christlichen Religion befreien. Mit dem noch stark vom religiösen Glauben abhängigen kreativen Zweifel von Descartes erhielt die Epistemologie Impulse: was kann ein Mensch wissen? Descartes Trennung der „irdischen" seelenlosen res extensa erlaubte die empirische Beforschung solcher Materie – Anatomie, Pathologie, Tierversuche etc. Die res cogitans blieb da als göttlicher Funke, der Erkennen erlaubte.

Im Aufgreifen der Lehre des Aristoteles wurde die Vitalseele unterschieden vom erkennenden (geist-lichen, Logos) Teil der Seele und vom leidenschaftlichen Teil der Seele (passiones, Emotionen, Affekte, Triebe). Die Vitalseele garantiert die Lebendigkeit – sie spielt nicht nur in der vitalistischen Philosophie des 19. Jh. eine Rolle, sondern ist als Grundgedanke auch im Konzept der „vitalen" Depression bei Kurt Schneider u.a. da: das auch leibliche Darniederliegen der Vitalität. In dieser Interpretations-Richtung liegt auch die Verschmelzung von Vital- und Affekt-Anteil der Seele: Die Gemütsdepression „ist" eine Vital-Reduktion.

Aus dem leidenschaftlichen Teil der Seele werden die Emotionen und Affekte der zergliedernden Psychologie, die Affekt-Krankheiten der Psychiatrie. Aus dem erkennenden Teil der Seele wird die „Kognition" der Psychologie. Die „Spaltung" solcher psychischer Funktionen hält sich lange – über Stranskys Noo- und Thymopsyche und ihre Trennung in der intrapsychischen Ataxie zur Deutung der Dementia praecox (1903) bis zu Ciompis (1980) Affekt-Logik, die beiden Konstrukte, die in der Ontogenese verknüpft werden (affekt-logische Schemata), die in der Schizophrenie auseinander geraten seien und in einem therapeutischen Milieu wieder verschmolzen werden sollen. Später wird sogar die

Psyche aus diesen Bausteinen abgeleitet. (Es besteht eine gewisse Ähnlichkeit mit Eugen Bleuler's „Naturgeschichte der Seele", 1921, in der er imaginativ als „materialistischer Monist" mittels der Assoziations-Psychologie die Psyche, selbst in ihren höheren Funktionen von Gewissen, Moral, Willen etc., entstehen lässt. – Spiele der Erwachsenen). Vital-, Gefühls-, Erkenntnisseele mussten zusammen gedacht werden – und die Frage nach dem Ich stellte sich: wo ist der Ort des „Ich bin ich selbst", vital, fühlend, erkennend? Dieses Ich-Bewusstsein war schon lange als von der psychischen Krankheit betroffen erkannt. Heinroth (1818) sprach von der Störung der Ichheit. Ideler (1847) sah das „Ringen des Bewusstseins um seine Reorganisation" als Versuch der Wiederherstellung des desintegrierten Selbstbewusstseins. Griesinger (1845) arbeitet verschiedene Aspekte der Ich-Störung heraus und wird damit zu einem frühen Ich-Pathologen. Besonders die Zerspaltung des Ich als Kern der Persönlichkeit ist ihm wichtig.

Da ist die Gestaltung (abgrenzende Herausarbeitung der Gestalt) von Psychosen eingespurt, deren hervorstechendes Merkmal ein „Zerfall der Persönlichkeit" war – Zerfallspsychosen, Dementia dissecans, -sejunctiva waren Namensvorschläge dafür, bis Eugen Bleuler (1908, 1911) den Namen Schizophrenie vorschlug. In der Dominanz Kraepelins und Bleulers Annahme einer unbekannten Gehirnstörung als Grundlage und im Ringen um die Grenzen dieser „Krankheit" gerieten die Ich-Störungen etwas auf ein Nebengeleise. Das dahinter und hinter der Namensgebung stehende Dissoziations-Modell wurde verdrängt (durch die Psychoanalyse). Zwar hat Jaspers schon Aspekte der Ich-Störungen zusammengestellt, auch Kronfeld (Ich-Aktivität 1918) und Federn (Ich-Grenze 1956). Aber in der erstarrten Tradition deutscher und britischer Psychopathologie blieb es bei Gedankenausbreitung, -eingebung,--lenkung (worin sich auch die Vorzugsstellung der Kognition vor dem

Emotionalen in diesen Jahrzehnten spiegelt). Erst viel später wurden die Dimensionen des Ich-Bewusstseins, wie sie aus den Ich-Störungen, dem Selbsterleben so genannt schizophrener Menschen ablesbar sind, deskriptiv-phänomenologisch systematisch dargestellt und konstrukthaft formalisiert, so dass sie einer empirischen Beforschung zugänglich wurden (Ich-Vitalität, -Aktivität, -Konsistenz-Kohärenz, -Demarkation,- -Identität, Zusf. Scharfetter 1986).
Antezedente Vorstellungen von der Psyche und ihrem Verhältnis zum Körper in der philosophischen Anthropologie, später in der Psychologie fliessen ein in die Krankheits-Konstruktion der Psychiatrie:
In der Such-Ordnungs-Perspektive des Ich-Selbst sind kohäsive von

Kognitive Störungen - Intellektuelle Defizite
   Demenz
   Amnesie, psychoorganische Syndrome

Affektive Störungen - Depression, Manie, Mischzustand
   Angst, Furcht, Phobien

Ich/Selbst-Störungen - Schizophrenien
   Dissoziative Identitäts-Störung

non-kohäsiven Störungen zu unterscheiden, im dimenisonalen Übergang (s. Scharfetter 1999).
Die Auseinandersetzung mit Descartes einerseits, den britischen Empiristen andererseits brachte Kant zur Frage nach den Vorbedingungen menschlichen Erkennens: er postulierte apriorische, transzendentale ermöglichende, aber auch begrenzende Antezedentien des Erkennens (Raum, Zeit, Kausalität). Da musste „natürlich" auch eine

Basis, eine Träger-Matrix dieses apriorisch-transzendentalen Erkenntnisvorgangs gedacht (!) werden: so wurde das transzendentale Subjekt „geschaffen", das sich nach Fichte als Ich in „Tathandlung" selbst setzt. Fasziniert vom Subjekt als immateriell-geistiger Essenz (Nachfolge des Logos-Gedankens) wurde Subjekt = Seele = Geist gesetzt und das Individuum als Abkömmling des allwaltenden Weltgeistes gedacht (das mystische Alleinheits-Element der idealistischen Philosophie bei Hegel). Der Weltgeist dieses Spätlings der Logos-Philosophie besteht beim Opponenten von Hegel, bei Schopenhauer unter dem Einfluss der Atman-Maha-Atman-Brahman-Lehren Indiens als Wille weiter und wirkt auf Nietzsche und Bergson.

Die Philosophie verselbständigte sich spät aus der Religion. Der nächste Schritt war ihre Abgrenzung von der Einzel-Wissenschaft. Philologische Exegese, juristische Hermeneutik, Interpretationismus flossen in die Geschichts-, Kultur-Sprachwissenschaften ein, die Dilthey als „Geisteswissenschaften" den „Naturwissenschaften" gegenüber stellte. Sie unterschieden sich im Gegenstandsgebiet und in der Methodik. Es war fragwürdig, ob es *eine* Wissenschaft geben könne. Die Philosophie, ihr phänomenologischer Ast, beanspruchte noch lange (und z.T. bis heute) den Zugang zur Psychologie (Dilthey, Jaspers, Husserl, Scheler, T. von Oesterreich). Rickert und Husserl am Anfang des 20. Jahrhunderts dachten Philosophie als „reine Wissenschaft" über allen Teil-Wissenschaften – bis unabweisbar deutlich wurde, wo die Philosophie ihren Ort ausserhalb der Wissenschaften habe. Sie sollte im Idealfall die Vorbedingungen und Strukturen von Wissenschaften kennen (Epistemologie, Wissenschaftsphilosophie) und ihre Denkentwürfe in kritischer Sichtung der Ergebnisse verschiedener Wissenschaften auf diese beziehen, sie einordnen, wo nötig relativieren (Wissen als konstruktivistisches Gebilde), soll aber auf das jede Wissenschaft Überschreitende hinweisen.

Skeptische Untersuchung des Wissens. Perspektive und Methode

die Verschiedenheit der Perspektiven und der Affekt-Interpretation für die Erkenntnis nutzbar zu machen.
Nietzsche, Zur Genealogie der Moral
Bd. 5, S. 364, Zeile 33-(365)1.

Es gibt n u r ein perspektivisches Sehen, n u r ein perspektivisches Erkennen; und je mehr Affekte wir über eine Sache zu Worte kommen lassen ... umso vollständiger wird unser „Begriff" dieser Sache, ...
Nietzsche, ibidem
Bd. 5, S. 365, Zeile 12-18

Aus dem Erkenntnis-Skeptizismus entwickelte sich ein Perspektiven- und Methodenbewusstsein: welche Gesichtswinkel werden aus welchen Interessen und mit welchen Vorannahmen an eine als Sache konstellierte „Objektivität" herangetragen? Mit welcher Methode zwischen Hermeneutik und Messen wird der Sachverhalt beforscht? Die „Sache" – ist sie stabil, wird sie durch den Vorgang des Beobachtens, des Messens, des Experimentierens verändert? Gibt es überhaupt eine untersucher-unabhängige Sache? Ist nicht jedes „Objekt" ein Bild im Bewusstsein, vom suchenden Bewusstsein konstelliert, gar konstruiert?
So kam in gegenseitiger Befruchtung von Wissenschaften, den auslegend-interpretierenden und den empirischen, und Philosophie als Epistemologie die Reflexion über Wissen, Wissensgenerierung, Wissensüberprüfung auf. Wissen und Wissenschaft werden von der Wissenschafts-Philosophie befragt hinsichtlich der Konstellation einer „Sache", der antezedenten Annahmen, der Vor- und Nachteile einer Methodik, der Selektion von der für eine bestimmte Fragestellung geeigneten

Methode, den Möglichkeiten der Synopsis verschiedener Perspektiven. Die impliziten Wertvorstellungen in der Auswahl, Durchführung, Ergebnisevaluation und -publikation von wissenschaftlichen Unternehmungen, die Frage nach der Gewichtung und den Folgewirkungen wissenschaftlicher Anschauungen rief eine Ethik der Wissenschaft auf den Plan.

> *die Einsicht in den Wahn und Irrthum*
> *als in eine Bedingung des erkennenden*
> *und empfindenden Daseins*
>
> Nietzsche, Die fröhliche Wissenschaft
> Bd. 3, S. 464, Abschnitt 107, Zeile 13-15

Die Verstiegenheit der biologistisch und ideologisch missbrauchten Evolutionslehre, der Rassenkunde, der Vererbungslehre, der Doktrin vom Primat des Materiellen über das Psychische (einschliesslich des Psychopathologischen) führte im 19. und 20. Jahrhundert zur megalomanen Überhebung des „Weissen" und zu den grauenhaften Folgen in Eugenik (Eheverbot, Sterilisierung, Kastration), „Entsorgung" (zynisch Euthanasie genannt) von psychisch und physisch Kranken, von Missbildungs-Trägern und den Rassenauslöschungsmorden an Millionen durch Hitler-Deutschland.

Die Trennung von Geistes- und Naturwissenschaften, von auslegend verstehender Hermeneutik und (kausal) erklärender Wissenschaft, gab der Anerkennung von Wissenschaftlichkeit ein Ungleichgewicht: Zählen und Messen erschienen person- und zeitgeist-unabhängig, objektiv, wertfrei. Wieviel Relativierendes aber auf dem Wege dorthin geschah, dessen wurde man sich erst spät bewusst: Vorannahmen, Interessen, Suchperspektiven, Konstellation des Forschungsgegenstandes, Mess-

genauigkeit (Reliabilität), Verhältnis von Messdaten und „Sache" (Validität), Auslegung bis Zurechtbiegen der Daten – bis hin zu den verführenden Einflüssen der Soziokultur des Wissenschaftsbetriebes (Prioritäts-Streben, Konkurrenz, Karriere, Publikationsdruck, Bewertungsmassstäbe der Wissenschaftler, Citation Index etc.).
Nach der Differenzierung von Glauben, Meinen, Wissen kam die Untersuchung des Wissens selbst – und da wurden die Grenzen jeder Wissenschaft deutlich. Auch in Perspektive und Methodik, Auswertung und Kundgabe seriöse Wissenschaft schafft nicht zeitlos gültige Ergebnisse, sondern liefert Stufen der Annäherung an den Untersuchungs-Gegenstand.
Wissenschaftliches Wissen wird in Überschätzung seines Gewichtes leicht für Ideologien missbraucht. Das beginnt schon mit der monomanen Überschätzung der Aussagekraft, der Deutungsmacht von „Wissenschaft". Die Geschichte zeigt, wie in Epochen das Psychische, das Bewusste, das Unbewusste zum Schlüssel des Erlebens und Verhaltens des Menschen genommen wurde; in anderen Zeiten dominierte die Gewichtung des Körpers, des Gehirnes, als das Zugrundliegende – so auch heute in den Neurowissenschaften. Dazwischen gab es die Epoche der sozio-kulturellen Ableitungen.

Monomanien und Selbstüberschätzung der Wissenschaft sind „nachhaltig" gefährlich. Sie führen in Einseitigkeiten und verstiegene Handlungsanweisungen. Die Perspektivität – das Bewusstsein der Gesichtspunkt-Abhängigkeit ist von Nietzsche immer wieder betont worden. Die Wahl des Forschungs-„gegenstandes" (z.B. das Konstrukt Seele, Bewusstsein, Ich/Selbst) und die Fragestellung an ihn bedingen die Methode des Beforschens. Darin liegen die Möglichkeiten des Findens, aber auch die Beschränkungen des Findbaren und der Aussagen über das Gefundene. Die Aussagen enthalten immer Deutungen. Sie sind unumgänglich. Aber sie sollen in ihrem Zustandekommen, ihren Vorbedingungen, ihrem Ausarbeitungsprozess transparent gemacht und somit dem argumentativen Diskurs zugänglich werden.

Denken – Fragen – Gestaltung der „Welt"
„Denken" selbst wird zum Reflexions-„Gegenstand", Denken spürt dem Denkprozess nach, fragt nach seinen Vorbedingungen und den mannigfachen Konstellationen seiner Ergebnisse (Resultat des Denkens). „Denken" kann zu vielen Funktionen eingesetzt werden: Als Selbstvergewisserung des eigenen Daseins (Descartes: cogitans sum, cogitare im weiten Sinn von mentalen Aktivitäten, die ihm die Gewissheit vermitteln zu sein, zu existieren), in der Existenzphilosophie die Bewusstseinsausdehnung von „blossem" Dasein zur Existenz als Bezogenheit des Individuums auf das überindividuelle All-Eine.
Denken als lebenspraktischer Umgang mit der vorgefundenen Welt ist die Voraussetzung des Funktionierens in der Alltagsrealität. Denken – das Bilden von „Welten" – „Weisen der Welterzeugung" (N. Goodman). Die „Welt" als Produkt menschlicher Deutung, als Gestaltung des Bewusstseins – das ruft die Fragen nach den Voraussetzungen: apriorische, transzendentale (Kant, Fichte), biologische (evolutionäre Erkenntnistheorien), biographisch-persönliche und kulturelle.
Eingleisiges Denken, Monoideismen im dogmatischen Glauben, in der philosophischen Spekulation, in dem Entwerfen von Denkgebäuden, Systemen, in den Wissenschaften, tut „den vielen Welten des einen Bewusstseins" Gewalt an. Oft bleibt dies ein unverbindliches Denkspiel: in metaphysischen Philosophemen, in „theoretischen" Interpretationen mittels weniger Begriffe, deren „Natur" als phänomenferne physikalistische Metaphern (z.B. Struktur, Dynamik im Psychischen) oder als

kulturelle Artefakte (Affekt, Logik) nicht bedacht wird. Wenn Psychiater die „Welt", die Vielfalt menschlicher Erlebnis- und Verhaltensweisen, nur mehr durch die Brille ihrer eigenen Psychopathologie (im doppelten Wortsinn) „wahrnehmen", so „sehen" sie fast überall Autismus, Schizophrenien, Borderline, Dissoziationen etc. Das multiperspektivische, viele Gesichtspunkte prüfende und nach Konvergenz der Ergebnisse suchende Denken wird den vielen „sichtbaren Seiten" der Wirklichkeit der Lebenswelt eher gerecht. Dabei ist auf die Gefahr unverbindlicher Beliebigkeit und intuitiver Attribution eigener bevorzugter Denkmuster zu achten. Gegen die Gewaltsamkeit von Eingleisigkeit und auch gegen die Beliebigkeit der Vielseitigkeit stellt sich eine Ethik des Denkens. Seriöses Denken in kritischer Selbstreflexion wird auf die Gefahren achten und sie zu vermeiden suchen. Wie leicht verliert sich Denken in unverbindlichen intellektuellen, von „Bildungs"-Belesenheits-Dünkel getragenem Geschwätz oder Geschreibe. Wie leicht vergisst Denken, dass es Handlungsfolgen nach sich ziehen kann.

Sprache
Sprachproduktion, Sprachmitteilung, Sprachgestaltung ist eine Handlungsfolge. Denken und Sprache sind eng verbunden. Denken entwickelt sich in Sprache, Sprache gestaltet das Denken. Die Alltagssprache ist unumgänglich für die Verständigung in der Lebenswelt. Suchend-tastende Sprache erwächst aus einer Kultur der Achtsamkeit, der Vorsicht, des Fragens. Sie verstellt nicht den Erkenntnisprozess durch die Festlegung zu früher Sicherheiten. Sie geht von Frage zu Frage, prüft tentative Antworten. Feststellende Sprache errichtet Mauern, die den offenen Horizont einengen, einen Weg festlegen. Sprache kann zur Illusion des Wissens, zur Gewissheit verführen: die

Reifizierung, Ontologisierung durch Substantiv-Gebrauch (Bewusstes, Unbewusstsein, Ich, Es, Über-Ich), die Personalisierung zum Animismus („es lebt", spricht, sucht, strebt, wehrt ab...). Die physikalistische Sprache der Psychoanalyse ist voll von animistischen Vorgängen: Zensor, Wächter, Verdrängung, Abspaltung, in der Mythopoese Jungs noch stärker. Wissenschaftssprache, besonders in den Fächern, die sich dem Menschen widmen (Psychologien), ist eine metaphorische Sprache, die eine Imago von Wissen, Erkennen, Verstehenszusammenhängen hervorbringt. Sobald die Sprecher und Hörer, Schreiber und Leser den metaphorischen Charakter der Sprache „vergessen", sind sie gefährdet, das Gesagte für positiv gegeben zu halten. Das gilt z.B. für Energie, Dynamik, Struktur, Feld, Kanal, Transfer, Information, Substrat u.a.

Der viel zitierte Spruch von Wittgenstein „Die Grenze meiner Sprache ist die Grenze meiner Welt" (Tractatus 5.62) ist als Ausdruck der Fixierung in einem sprachabhängigen Intellektualismus zu sehen, der die Fülle vor- und aussersprachlicher Weltaspekte und Reaktionen darauf nicht einbezieht. Im Blick auf non-verbales Verhalten in rezeptivem und efferentem Sinn, im Blick auf die „Welten" von Illiterates anderer Völker und auf die „Welten" von Tieren wird das deutlich. Die Bemerkung mindert nicht die Anerkennung des Gewichtes von Sprachhandlungen: sie können erheben, bestärken und vernichten, auslöschen, demütigen, traumatisieren, sie können Beziehungen stiften und zerbrechen, können suggestiv „Welten" vermitteln, gar aufoktroyieren, die Illusion ontologischer Entitäten statt heuristischer Entwürfe wecken.

Sprache übermittelt die Mythopoese, verbreitet in narrativer Gestaltung „Geschichten" – von Märchen und Sage und Legende bis zu „wissenschaftlichen" Erfindungen, die als „Entdeckungen" vorgebracht werden: psychiatrische „Krankheiten" (z.B. Schizophrenie) sind nosopoetische Konstrukte.

Denken und Sprache können „handgreifliches" Tun initiieren: Eingreifen, Entzünden von Begeisterung und Hass, Bemächtigen, Fördern, Zwang, Bauen, Zerstören. Die aktuelle und Langzeitrelevanz („Nachhaltigkeit") von Denken und Sprechen und beruflichem Handeln ist stets aufmerksam zu überwachen.

Forschen, Entdecken, Erfinden, Interpretieren
Der Mensch ist ein neugieriger Sucher und Experimentator. Er will wissen und die Objekte seines Wissens seinen Zwecken dienstbar machen. So „entdeckt" er die Brauchbarkeit des Giftes von Fröschen für die Jagd, die Zugaben und Applikationsweisen von Halluzinogenen, Heilpflanzen, Nahrungsquellen. Die entdeckten Objekte erhalten – für den Menschen – eine Bedeutung, die sie ursprünglich für sich gar nicht hatten, und werden für menschliche Zwecke verwendbar. Aus den Bausteinen des Entdeckten gewinnt der Mensch als Erfinder sein „Material". Voraussetzung ist, dass die Bedeutung für ein bestimmtes Ziel erfasst wird.

Der Mensch ist ständig auf der Suche nach „Objekten" und ihrer Bedeutung. Bedeutungen sind nicht inhärent, sondern werden in Beziehung zu Menschen geschaffen. Die Bedeutung einer Pflanze, eines Tieres ist nicht „ursprünglich" als Nahrungsmittel, als Reittier, als Jagd-, Hütehund gegeben. Diese Bedeutungen werden von Menschen (als „noopoetischen", d.h. sinnstiftenden Wesen) geschaffen. Je nach Suchen, Bedürfnis, Ziel, Zweck kann die Bedeutung variieren. Im lebensweltlichen Alltagsgebrauch ermisst sich die Validität einer Deutung, ihr Zutreffen, an der daraus abgeleiteten praktischen Funktionstüchtigkeit, Lebensbewährung (viability).

....Interpretation .... das Vergewaltigen, Zurechtschieben,

Abkürzen, Weglassen, Ausstopfen, Ausdichten, Umfälschen...
Nietzsche, Zur Genealogie der Moral
Bd. 5, S. 400, Abschnitt 24, Zeile 3-5

Im nicht-empirischen Bereich ist die interpretative Bedeutungsgebung unverbindlicher. Ihr Zutreffen ist nicht in gleicher Art prüfbar. Die vielen Möglichkeiten der Deutung sind nicht gefeit gegen spekulative Verirrungen (selbst auf höherem intellektuellen Niveau) in leeres Gerede, Pseudoscience, Imaginationen eines idiosynkratischen Psychokosmos, in „Verstandesmythen" im Sinne von Kierkegaard. Dazu gehören z.B. die falsche Identifikation von Transzendentalien und „Realien", die „Erfindungen" des radikalen Konstruktivismus, die Kategorienvermengung (Alltagsrealität – Anderwelt – Spiritualität), ontologische Aussagen über das Sein und zugehöriger Monoideismus (Sorge und Angst erschliesst die Existenz) und Verstiegenheiten (die Sprache ist das Haus des Seins, der Mensch der Hüter, Hirte des Seins).
„Objektivierende" Empirie sucht nach prüfbarem Wissen (im Sinne von Episteme). Sie steht wie ein Bollwerk gegen die (von ihr aus gesehen) Phantasmen „reiner" Denk-Spekulome. Aber: Empirie musste ihre Vorbedingungen und Grenzen beachten lernen:
- Die Fragestellung, ihre impliziten und expliziten Vorannahmen.
- Die Konstruktion, Konstellation, Determination des Forschungs-„gegenstandes", seine Selektion und Isolation (Heraushebung) durch das Geleise vorgegebener Paradigmen (Kuhn).
- Der Einfluss des Messens: weiss ich, was ich „wirklich" messe? Der Einfluss des Messvorganges auf das „Objekt" (das ja nicht statisch, eher prozesshaft vorzustellen ist). Data sind Facta: sie sind gemacht aus Beobachtung, Experiment, Selektion, Messen, Auswertung der Messergebnisse.

- Was sind die Kriterien der Reliabilität, der Validität?
- Die Verarbeitung der Messergebnisse in Mathematik, Statistik.
- Die Interpretation, Auslegung, Deutung von Daten, ihre Zusammenschau und der Einbau in eine „Theorie". Stützen Daten eine Theorie – wie weit konstelliert die Theorie die Daten-Generierung?

Welches Verhältnis ist anzunehmen vom Beobachtungsgut, Messergebnis und dem Träger, der Hypostase, dem Subjectum des Beobachtungsgutes? In der humanwissenschaftlichen, psychologischen Forschung kann das Subjekt verloren gehen oder zum „Produzent" von Zeichen, Symptomen reduziert werden.

Forschungsneugier führt zum Entdecken und darüber hinaus zum Erfinden: der Weg vom homo explorator zum homo faber. In der „äusseren" Welt (die als mentales „inneres" Abbild aufgenommen wird) wird „die Natur" in Physik, Chemie, Technik er- und bearbeitet; die Pharmazie entwickelt Heilmittel und Bewusstseins-„erweiternde" Drogen. Tun sich da „neue Welten" auf oder zeigt sich „nur", was im Alltagsbewusstsein brach liegt? Für manche (z.B. Albert Hoffmann, den Entdecker des LSD) ergab sich aus seinen Erfahrungen, dass sich die empirisch erforschbare Realität nur einer Perspektive erschliesst, dass diese eine „Welt" aber nicht die „ganze" Wirklichkeit sei.

Die „innere" Welt des Mentalen, der psychischen Vorgänge, wird in der Introspektion (bis zur Selbstanalyse) „beobachtet", gedeutet, in Funktionsbereiche (Bewusstsein, Unbewusstes, Übergänge dazwischen) einer Metageographie eingeordnet. Die „innere" Welt des Anderen wird aus Beobachtung (Ausdruck) und Sprachmitteilung erschlossen, wobei die Deutung per identificationem (vom Eigenen auf den Anderen schliessen) gewichtig ist. Verschiedene Psychologien wurden entworfen:

von den verschiedenen Seelenvermögen bis zur elementaristischen Assoziationspsychologie, der auch die Psychoanalyse entstammt, dem Vitalismus (Bergson) und der Intentionalitäts-Psychologie (Brentano) zum Reiz-Reaktions-Modell, der Gestaltpsychologie. Der wichtige Zweig der empirischen Psychologie wurde in den Traditionsländern des Empirismus (GB u. USA) am meisten gefördert.

Ethik
Die Ethik ist seit alters ein Teilgebiet der Philosophie. Sie stellt Überlegungen zum „guten" Umgang mit der „Welt" dar und entwirft Handlungsrichtlinien. Sie beurteilt klinisches Handeln (in Therapie, Pflege) und die Vertretbarkeit von Forschungs-vorhaben an Mensch, Tier, Pflanzen, ordnet kritisch die wissenschaftlichen, forschungspolitischen, ökonomischen, ökologischen Gesichtspunkte – und steht dabei selbst in der Frage ihrer impliziten Maximen (Wert, Würde, gut, schlecht, böse etc.). Die Einordnung des Menschen in den Kosmos folgt bisher weniger der Integration, seine Selbstpositionierung geht vielmehr auf Beherrschen und Ausbeuten. Die grausamen Folgen dieser Einstellung sind geschichtlich vielfach deutlich – von der Spaltung der Menschheit in Griechen (als Edelgeborene) und Barbaren über die christlich gläubigen Weissen und die minderwertigen Roten oder Schwarzen bis zur Rassenideologie des 19. und 20. Jahrhunderts, die zu Eugenik, Vertreibung, Vernichtung führten. Auch die Psychiatrie stand unter dem Diktat der Gewalt: im Diagnostizieren, Begutachten, Entmündigen, Kindeswegnahme, Eheverbot, Sterilisation, Kastration, gewaltsamen „Therapien" (Malaria, Elektro- u. andere Schocks, Psychochirurgie) bis zur fabriksmässigen Extinktion von Patienten in Hitler-Deutschland und dem Missbrauch der Psychiatrie durch die Politik.
Die Ethik sollte auch den Umgang mit Tieren (Wild, Nutztieren,

Haustieren), besonders in den Tierversuchen, kontrollieren, ja auch die „Behandlung" von Pflanzen (Rodungen, Monokulturen, Gifte) und der Erde überwachen. Solche Aufgaben sind gross und die Durchsetzung von Richtlinien schwierig. Die Wertwelt der Menschen in Globalisierung, Profitmaximierung, Macht, Ehrgeiz, Rivalisieren dominiert – und es ist diese Gesellschaft, die auch die Ethiker beruft.

Das Gute, Wert, Würde
Ethisch „gutes" Verhalten ist eher durch ein gutes Vorbild zu vermitteln, indem ein Mensch sich ein Beispiel nimmt für das, was ihm als gut gilt, welche Lebenseinstellung ihm wertvoll ist. Ein philosophischer Diskurs darüber kann hilfreich sein für die Klärung der eigenen und der kulturell gültigen Werte im Abwägen von Für und Wider in den unausweichlichen Dilemmatas. Aber Argumentieren kann keine Werte setzen und begründen. Das wird am ethischen Problem „Würde" deutlich (gute Übersicht bei Tiedemann 2006).
Offenbar sind pragmatisch zwei Arten von Würde zu unterscheiden: 1. die indigene Würde, unverdient und unverlierbar. 2. eine in der Bewährung erworbene Würde, die wieder verloren werden kann.
Würde bedeutet einen soziokulturell akzeptierten Wert, der zu beachten, zu bewahren, zu schützen ist. Es geht hier nicht um die äusseren Zeichen der Würde eines Amtsträgers oder Machthabers. Ein kirchlicher oder weltlicher Würdenträger kann sich seiner Aufgabe als würdig erweisen, kann aber solche verliehene Würde auch wieder verlieren, verschuldet durch Fehlverhalten, unverschuldet durch psychische Krankheit. Hier steht die Würde zur Besinnung, die sich nicht an äusseren Zeichen, Leistungen ermessen lässt. Es geht um die inhärente Dignität eines Wesens (nicht nur des Menschen), das als wertvoll und bewahrenswert gewürdigt wird. Die Achtung vor dem Anderen, auch in

seinem Elend, ist eigens zu pflegen (wichtiges Thema von Teamsupervisionen). Die Sensibilität, das Taktgefühl wird interpersonell auf Scham, Erniedrigung, Peinlichkeit aufmerken. Der Mensch ist zur Selbstbewahrung in Selbstachtung aufgerufen, soweit er es kann, geleitet von Scham vor sich selbst und vor anderen. Die Würde bewahren bei sich und anderen setzt eine Kultur der interpersonellen Achtsamkeit voraus: sich selbst vor unwürdigem Verhalten bewahren und reziprok auch andere vor Beschämung, Peinlichkeit, Demütigung, Erniedrigung bewahren. Das ist in den Kulturen verschieden und auch von der Situation abhängig. Schon in der somatischen Medizin ist die Sozialsituation der Untersuchung und Therapie hinsichtlich Würdewahrung nicht einfach, in der Psychiatrie, wenn ein Mensch Besonnenheit, Selbstkontrolle und -bewahrung verloren hat, besonders heikel. Solche Situationen erfordern eine hohe Wachsamkeit für die Würde-Wahrung.

Würde (etymologisch zu Wert) ist ein Wert, ein zu achtender und zu behütender Wert. Dieser Wert wird einem Wesen (Menschen, allen Lebewesen, der Erde, dem Berg, Fels, Kunstwerk) zugeschrieben (attribuiert). Kulturelle, meist religiös begründete, Wertvorstellungen (Gottes Schöpfung, Heiligkeit) führen zur Wertverleihung (eine Weihe!) an „Objekte". Wenn das gilt, so zieht das Objekt als Träger des Wert-Stereotpys gewissermassen das kulturell gültige Werturteil „würdig" an. Würde wird verliehen – ein Lehen, das ist temporär zugesprochen, vergänglich.

Die Begründung kann mythologisch-religiös oder philosophisch sein, liegt aber meist in einer Kulturschicht, in der Religion und Philosophie noch nicht getrennt sind. Die mythologisch-religiöse Begründung liegt in der numinosen Abstammung eines Wesens als Träger der Mana-Kraft (die allen Belebten inne wohnt), als beseelt von Geistern oder dem Grossen Geist (Gott). Die Auserwähltheit des Menschen als Ver-

sammlungsstätte (Incarnation) von Mana-Geist wird in Mythen (Abstammungsmythen) narrativ gestaltet. In den biblischen Religionen wird der Schöpfungsmythos zur Begründung der Einzigartigkeit des Menschen gebraucht. Im Mythos des Christentums wird sogar nur Getauften die Würde der Erlösung zugemessen. In den viel umfassenderen Weltanschauungen als christlichen sind alle Wesen Manifestationen des Atman (Indien, Veden, Upanishaden) oder des einen Buddhageistes (Mahayana, Vajrayana Buddhismus). Dort kommt allen Lebewesen die Würde der Teilhabe am „Heiligen" zu. (Das führt in der Praxis aber nicht überall zu einem schonenden Umgang mit den Wesen). Wenn Würde nur den Menschen zugesprochen wird, ist das jedenfalls anthropozentrisch („menschen-egoistisch") und natur-lebensfeindlich.
Würde kann – kulturell verschieden – ausser dem Menschen auch anderen Wesen zugeschrieben werden. Es gibt eine Würde des Lebens und eine Würde des Sterbens („würdiger Tod"). Zur Würde des Lebens gehört die Autonomie, die Selbstgestaltung des eigenen Lebens (sanskrit Sva-dharma), und zwar grundsätzlich für alle Lebewesen: in Würde ihr ihnen entsprechendes Leben führen zu dürfen.
Wenn Autonomie und Autarkie, Selbstgestaltung und Selbstverfügung kulturell akzeptierte Werte sind, die zur Würdigkeit eines Menschen gehören, so gehört auch die Selbstgestaltung des Sterbens zur Würde, also auch die Wahl des Freitodes – sofern der „frei" möglich ist – oder, wenn eine(r) das nicht mehr kann, des Gnadentodes.
Auch Tote (Leichnam) und ihre Stätte (Grab, Friedhof, Andenken) haben ihre Würde – stellvertretend für den Lebenden (mana-haltige Relikte). Diese Würde in Pietät und Solidarität zu wahren, kann der Mensch nur aus sich selbst, nicht aus Geboten, Imperativen, Argumenten. Prosoziales Verhalten in Güte und Mitleid, als probiotische Lebensführung ausgedehnt auf alles Lebendige und seine Lebensgrundlage, kann der

Mensch nur in eigener Entscheidung zu Rücksicht, auch Verzicht entfalten. Solche Menschen können als Vorbild wirken, das andere zu eigenen solchen Einstellungen und Handeln ermutigt. Vernünftige Argumente, z.B. zur Verantwortung für Nachkommen, mögen beitragen, aber es bleibt letztlich dunkel, warum ein Mensch sein Leben nach solchen Werten als „gut" ausrichtet, andere hingegen im begehrenden Ego mit destruktiven Folgen verharren.

Aber: was kann, muss das „Objekt" selbst dazu beitragen, welche Eigenschaften muss es „haben" oder gar leisten, damit es als wertvoll, würdig erachtet und geachtet wird, ein „Würdenträger" zu sein?

Einem Menschen kann Würde zugeschrieben werden aufgrund seines Mensch-seins. Solche indigene (eingeborene) Würde muss nicht verdient werden, sie ist inhärent gegeben und gilt von den Embryonen bis zum sterbensreifen Kranken oder Greis. Solche Würde sollte als ethisches Postulat anerkannt werden. Jede begründende Argumentation, ob religiös oder postreligiös, ist dürftig. Solche Zuschreibung von indigener Würde muss überhaupt nicht auf den Menschen beschränkt werden. Die Achtung solcher Würde ist lebenspraktische Weltanschauung, ob in oder ausserhalb einer religiösen Konfession.

Strikte inhärente Würde wird im Alltagsleben allzu leicht rigid und „unrealistisch", weltfremd. Der „normale" Umgang (Gebrauch) des Menschen mit Pflanzen, Tieren, der Erde, mit Haus-, Nutz-, Wildtieren respektiert solche Würde nicht: Tierfabriken, Trophäenjagd, Tiere als Sportgeräte, Partnerersatz, Prestigeobjekte u.a. belegen das.

Auch beim Menschen ist der absolutistische Charakter der inhärenten Würde, auch ihre Stütze in Authentizität, Identität und im „freien" Willen problematisch bis lebensfremd. Jedes durch Missbildung, vielleicht gar Anencephalie, elende Lebewesen (Elend heisst aus dem Land gewiesen, Fremdling), jedem nur noch vegetierenden Kranken, jedem Massenmörder, Kinderschänder, Vergewaltiger die gleiche absolute Würde zuzuerkennen, wird widersinnig. Gewiss, sie sind „würdig" zu nennen als Menschen überhaupt, als geschichtliche Wesen. Aber diese Lebensgestalten relativieren doch den absoluten – und als solchen weltfremden – Würdebegriff.

Man muss doch einen anderen Aspekt der Würde gewichten, die freilich nur für den Menschen gilt. Der Mensch, „der erste Freigelassene der Schöpfung" (Herder), muss sich als „würdig" erweisen in seiner Lebensführung, in der autonomen Selbstkultivierung seiner Personalität in gesellschaftlicher und ökologischer Abstimmung mit seiner Umwelt. Das heisst: ausser der inhärenten, absoluten Würde (die man sich nicht verdient und die man als Vertreter der Spezies nicht verlieren kann) gibt es eine Würde, die ein Mensch sich erarbeiten, verdienen muss – die er aber durch Verfehlungen („Missetaten") oder durch zerstörerische Krankheiten somatischer Art (besonders Hirnabbau) verlieren kann. Im Blick auf die Psychiatrie sind schwere chronische psychische Erkrankungen ein besonders heikles Gebiet von Zuschreibung oder Aberkennung von Würde.

Wenn psychische Erkrankungen zu einem Verlust der adäquaten Selbsteinschätzung, des Realitätssinnes und der daraus folgenden Anpassungsleistungen und der Selbstverfügung (self monitoring, control) führen, so muss die Gesellschaft mittels der dafür beauftragten Funktionsträger, den Psychiatern, die Freiheit des Betreffenden einschränken. Hospitalisation gegen den Willen, Verweigerung der Entlassung, Verhinderung von Suizid wird als entwürdigend empfunden. Sie dürfen nur um des übergeordneten Wertes und Zieles, nämlich der Abwendung von Selbst- und Fremdgefahr, vollzogen werden. Auch die unfreiwillige Behandlung mit Psychopharmaka muss der Not-Abwendung vorbehalten sein. Gewaltsame Eingriffe wie

Ethik

Elektroschock oder Psychochirurgie sind ohne klare Zustimmung des Patienten nicht zulässig. Die Verwahrung von forensischen „Fällen" ist eine Einschränkung von Autonomie und Würde des „freien" Menschen, die vom übergeordneten Ziel des Gemeinschaftsschutzes diktiert wird. Im Alltag klinischer Betreuung gibt es ständigen Bedarf an Ethikdiskussionen, an denen das ganze Team beteiligt werden sollte. Forschungen am Menschen und Tieren erfordern eigene Ethikreflexionen zur Wahrung der Würde. Psychisch kranke Menschen und Tiere können sich ihrer Rechte zur Würde-Wahrung nicht selbst wehren, können keinen „informed consent" abgeben. Forschungsvorhaben an solchen sind gerade deshalb mit besonderer Sorgfalt durch Ethikkomissionen zu behandeln.

Es sind die Anderen, die Gesellschaft, die Machthaber in ihr (meist eine negative Selektion), die das Urteil „Würde" verleihen und entziehen. Die Geschichte bringt da Grauenhaftes ins Blickfeld: die Konquistadoren, die Kolonisatoren, Missionare, Sklavenhändler und -halter, die Bewegung der Eugenik mit Kastration und Sterilisation, das Hitlerregime in Nazi-Deutschland mit rassistischem Ethnozid, Konzentrationslagern und dem Geschehen darin – aber diese würdelose Tätigkeit geht weiter, ohne Ende. Solche Täter kennen keine Würde, sie sind in ihrer Verblendung, Machtrausch, Ideologie, Fanatismus sich keiner eigenen Würde bewusst und sie kennen auch keine Würde anderer. Sie leben nur dem Pomp der Selbsterhöhung, das Pathos des verstiegenen Ego, das keine Selbstrechtfertigung mehr braucht. Die Kollision mit anderen Wert- und Würde-Vorstellungen zeigt sich akzentuiert in der Diskussion um die Menschenrechte, die pränatale Diagnostik und Selektion (z.B. nach dem Geschlecht), die Sterbehilfe.

Philosophie ist unumgänglich

Philosophie als autonomes kritisches Denken, frei von Konfessionen und bescheiden enthaltsam von spekulativen Denkgebäuden, kann lebensführend sein: philosophia biou kybernetes. Sie kann den Horizont weiten und offen halten für den Blick auf „den Gipfel des Berges". In dieser Perspektive ordnen sich die Dinge und Ereignisse des alltäglichen Lebens in die rechten Proportionen ein, die die Gelassenheit im Annehmen des Unbeeinflussbaren und dem Loslassen von den Verhaftungen an Lust, Besitz, Macht, Rechthaberei, Orthodoxie, an Sicherheiten des Wissens, endgültige Einsichten ermöglichen. Das spricht Tschuang-tse im Gefolge von Lao-tse an, wenn er die „Weisen der Vorzeit" als Vorbilder zeigt: „Gelassen kamen sie, gelassen gingen sie, gelassen nahmen sie das Zugewiesene an". In der Philosophie Indiens, den Upanishaden, der Samkya-Philosophie, dem Yoga und ähnlich im Buddhismus geht es um die rechte Lebensführung nach Überwindung von Verblendung, d.i. Unwissen über die wahre Wirklichkeit (avidya), von Gier und Hass. Darin verwirklicht sich eine „geistliche", d.h. eine auf das unfassbare Alleine gerichtete Lebensführung (Tao, Maha-Atman, Brahman, Purusha, Shunyata, Logos, Gottheit der negativen Theologie). Askese (Áskesis heisst Übung) als achtsame Lebenskultur bedeutet nicht lebens- und leibfeindliche Entbehrung, sondern freier, gelöster Verzicht auf das Unnötige, Zufriedenheit mit dem Schlichten, Einfachen.

Es gibt auch eine Askese des Verstandes: der Verzicht auf spekulative Gebäude, grosse Worte der Verkündigungen, Anhaften an Gewissheiten, an letzte Wahrheiten, an gesichertem „endgültigen" Wissen vom Menschen und seiner Welt. Philosophie fragt nach den Anfängen und dem Ende und dem Lebensweg dazwischen – und kann solches Fragen fruchtbar in der Schwebe lassen, ohne die Wanderschaft des Fragens durch Antworten zu beenden. Philosophie fragt nach dem Sinn – und sucht ihn nicht als etwas zu Habendes, das man finden kann wie den Kristall im Schotter; sondern sie zeigt den Menschen als Sinnsucher, dass er der Schöpfer von Sinn, der Logopoet, ist: Sinnfindung als Leistung des kreativen Bewusstseins.

Damit verknüpft sind die Fragen nach der „rechten" (im moralischen Sinn) Lebensführung. Die Ethik sollte lehren, Werte zu reflektieren, Ehrfurcht von Wert und Würde des Lebendigen und seiner Grundlage, der Erde, zu vermitteln – ohne in Imperative abzugleiten. Dazu gehört auch das Eingeständnis der Unausweichlichkeit von Dilemmata im Lebenslauf. Z.B. die Wahrung der Würde am Anfang des einzelnen Lebewesens (Embryo, pränatale Diagnostik und daraus abgeleitete Eingriffe, Abtreibung) und am Ende (autonome Entscheidung zum Sterben, Sterbehilfe, Suizid und Beihilfe zum Suizid). Die Philosophie hat nicht Regeln, gar Vorschriften zu liefern, sondern soll die Argumentation über solche Themen und die Begründung des Handelns transparent darlegen. Daraus muss dem Einzelnen seine Entscheidung erwachsen.

Philosophieren kann als eine Weise der Lebensführung aufgefasst werden: alles „fragwürdig" zu finden, würdig, wert befragt zu werden. Das ist die Kultur des Fragens, des Suchens – der Philosoph als Sucher, als Pfadsucher, Wanderer – peregrinus, viator ohne festes „Haus" von Sicherheiten, Wissen, Konzepten – ein hausloser Pilger – worauf hin? Auf die eigentliche Heimat im individuums-überschreitenden Alleinen, in dem Ursprung und Heimkehr eines „sind".

Fragend geht der Pilger seinen Weg, wissend, dass sein je eigener Weg nicht vorgegeben ist, sondern sich erst im Gehen ergibt. Der Wegsucher ist ein Fragender. Die Metapher des Wanderers verweist auf das Gleichnis: wohin führt der sich erst erschliessende Pfad? Wo findet der Fuss Halt für das Weiterschreiten? Wohindurch geht der Weg – durch

Täler, bewohntes kultiviertes Land, durch Wildnis mit den Gefahren von Bergen, Schluchten, Flüssen, Felssturz und Lawine? Wo geht es zum Joch, hinter dem das stille Land des Friedens für den Heimkehrer liegt? Wer gewährt Rast, Herberge, Schutzhütte, Wasser und Brot? Wer hilft als Bergführer, Lotse, der von seiner Erfahrung mitteilt, was dem Wanderer für sein Weiterkommen dienlich ist? Wer reicht die Hand zur Hilfe, weist auf Tritt und Griff, sichert mit dem Seil?

Philosophie als Grundhaltung des staunenden Fragens, aufmerksamen Suchens – es ist eine „aktive Haltung", eine Fragehaltung anstelle dumpf-passiven Verweilens im Nicht-Wissen. Die Skepsis: zweifelnd nichts ungeprüft für wahr nehmen. Das ist nicht die despektierliche Skepsis, sondern eine Haltung, alles „innen" und „aussen" Anzutreffende als wert und würdig zur Untersuchung anzuerkennen: was zeigt sich da, worauf verweist das, was ist die inhärente Botschaft, die ich hermeneutisch erschliessen kann? Was sehe ich wirklich, was meine ich bloss davon, was lege ich aus meinen Vorannahmen hinein? Wachsam-sein gegen die Illusion des Erkennens, Verstehens, Durchschauens: Wir erkennen immer nur Teile, Aspekte in bestimmten Perspektiven und mittels bestimmter Methoden. Das Ganze bleibt Idee und Ideal. Es ist nicht zu fassen. Nie ist etwas endgültig erfasst, gewusst im Sinne eines Erkannt-Habens. Ich entnehme, attribuiere Bedeutungen aus der eigenen Vorerfahrung und aus der Tradition – die historische Dimension der Hermeneutik.

Philosophie führt zum Gewahrwerden der Unabschliessbarkeit der Hermeneutik. Wie verschieden können Texte gelesen werden! Was kann einer entnehmen, heraus lesen, hinein denken? Darin zeigt sich die Person des „Lesers": sucht er einen Führer, dem er willig durch Holzwege folgt, der ihm den lichten Feldweg weist, auf dem der Mensch als Hirte des Seyns, dessen Sprache das Haus des Seyns bildet, in Sorge die Herde des Seienden hütet? Freuds Werke sind Muster kontrastreicher Aufnahme: kritisches Denken wird die Deutungs-Gewaltsamkeit, den Machthunger seines monoideistischen Reduzierens der unendlich vielfältigen Wirklichkeit rügen, seine Feststellungen und Deutungen als unüberprüfbar und damit als unwissenschaftlich durchschauen. Andere fanden in ihm den genialen Führer zur Menschenkunde, zur Psyche mit Bewusstem und Unbewusstem, zur Psychotherapie – und finden ihre Identität als seine Anhänger. Wieder andere lesen Freud, um ihn historisch einzuordnen und seine Bedingtheiten, eingestandene und verleugnete, aufzuzeigen. Literaturwissenschaftler schwärmten ohne einen kritischen Blick auf das Ausgesagte von seiner Grösse als Schriftsteller (z.B. W. Muschg 1927).

„Untersuchen" heisst bei vielen Autoren Anhäufen von Denkbarkeiten, Interpretationsentwürfen, Deutungsattributionen – ohne selbstkritische Prüfung des Verhältnisses der eigenen Vorstellungen, mentalen Inhalte zu dem Untersuchungsgebiet, der zu erforschenden „Sache". Manche verwechseln ihre sorgsam-behäbige Suche nach inhärentem Sinn mit Raten: sie rätseln und stellen ihre Einfälle dazu als „Funde" dar. Nietzsche sprach von Psychologen als „Seelen-Errather" (Jenseits von Gut und Böse, 269, Seite 222, Zeile 31). Schliesslich kann mancher Text – und die Welt, der Mensch „ist" ein zu „lesender" Text – durch schrullig-obskurantistische, schwärmerische oder vor lauter Tiefsinn trübende Interpretationen zugedeckt werden. Interpretieren, „bis der Text unter der Interpretation verschwand" (Nietzsche, Jenseits von Gut und Böse, 38, S. 56, 12-13).

Je mehr Aspekte auf eine „Sache", einen Text, einen Menschen in seiner Welt, in der Entwicklung seiner Biographie gerichtet werden können, umso mehr Fragestellungen ergeben sich, die je nach dem Interesse, den Vorannahmen, dem Suchziel, der Verständnisfähigkeit, dem intellektuellen Bildungshorizont zu unterschiedlichen Antwortmöglichkeiten leiten. Dann steht die kritische Sichtung nach der Bewährung der Deutung an. Diese ist nicht ipsistisch zu leisten, sondern im Diskurs mit konkreten oder imaginierten Diskussionspartnern (auch der Literatur)[4]. Argumentieren erlaubt Orientierung: in kritischem, d.i. unterscheidendem Denken wird das Suchen befragt nach Ziel, Sinn, „Sache", Vorannahmen, Motiven. Die Differenzierung von Glauben, Meinen, Vermuten, Phantasieren, Wissen, Wähnen legt die Möglichkeit der Begründung dieser Einstellungen, nach Beweisen des Angenommenen frei. Dabei wird die subjektive Auswahl, die Gewichtung von Aspekten bei der Deutung berücksichtigt. Die Vernunft leitet das Abwägen der Argumente von der Plausibilität über Stufen des Gewissseins bis zur angenommenen Sicherheit des Zutreffens - das ist Evidenz.

Die Aufdeckung impliziter Vorannahmen ist eine stete Aufgabe. Was für ein Menschenbild wird bei einer Forschung, einer Deutung eingebracht, ein naturalistisch-biologisches oder ein geistig-transzendentales? Was für eine Vorstellung von Bewusstsein steckt im Begriff: Bewusstsein als Gegensatz zum Unbewussten, Bewusstsein umfassender als Erlebnisfähigkeit (jenseits und vor jeder Trennung bewusst – unbewusst), Bewusstsein als Lebendigsein, in kontinuierlicher Differenzierung aus dem Lebendigsein bis zum reflektierten Selbstbewusstsein? Lebendigsein heisst Erleben-Können und auf Erlebnisse reagieren können. Nur ein kleiner Teil dessen, was ein lebendiger Organismus „erlebt", wird bewusst – ein noch kleinerer Teil davon wird in Sprache formbar.

Wer ist Träger des Bewusstseins? Das Subjekt. Was kann man sich unter subjectum, Hypostase, Ousia „vorstellen", dem Untergelegten, dem Fundament der Erlebnis- und Bewusstseinsmöglichkeit? Der Subjekt-

---

[4] Die Analyse von argumentativen Prozessen ist eindrücklich zu lesen in Wohlrapp 2008

begriff verfliesst vielfach unscharf mit dem der Substanz (ontologische Setzung als hypokeimenon, on, ens, substantia), ja gar dem des Substrates (s. Trettin 2005). Woher stammt das Subjekt? Das Postulat eines transzendentalen Subjektes (Kant, Fichte), das heisst apriorisch schon „vorhandenen", bereitliegenden Subjektes ist eben nur ein Postulat, plausibel zwar, aber verschiebt das Fragen nur in einen transzendentalen, vorempirischen Ideenraum, in dem auch die transzendentalen Vorbedingungen menschlichen Erkennens „gelagert" seien. Ein Postualt induziert ein weiteres. (s. Nietzsche, Jenseits von Gut und Böse, 11, S. 24, Z. 25).

Die Substantivierung unserer Sprache verführt zur „Substantialisierung" des Subjektes (wenn auch immateriell, „geistig").

Philosophie ist nur lebendig, wenn sie an den Vorstellungen, Konzepten, Begriffen prüfend „nagt", sie auf ihre Tauglichkeit für bestimmte Antwortentwürfe testet, sie auf ihre Eignung „kostet". Sind es viable Begriffe – im schlichten Wortgewand oder als grandiose Sprüche? Ist der Autor der Grenzen seiner Perspektive und Methode eingedenk, geschult an Nietzsche, der uns so viel Relativierung und Dekonstruktion lehrte.

Ohne Philosophie im elementaren Sinn von „alles fragwürdig finden" ist der peregrinus mundi, homo viator ohne Orientierung in seiner Welt, der Alltagslebenswelt und in den Wissenschaften. Ohne Philosophie als Reflexion auf die Bedingungen des Forschens, die Relativität alles „Wissens", die Ordnung des Wissens (z.B. Jaspers 1913 Allgemeine Psychopathologie) ist Wissenschaft blind. Psychiatrie sollte sich nicht in den Hochmut verirren, auf solch elementares philosophisches Fragen verzichten zu können.

Ho de anexétastos bíos oû biotós anthrôpo – das undurchdachte Leben ist nicht lebbar (Platon, Apologie des Sokrates, 38A), sobald das Bewusstsein zur Reflexion über sich selbst erwacht.

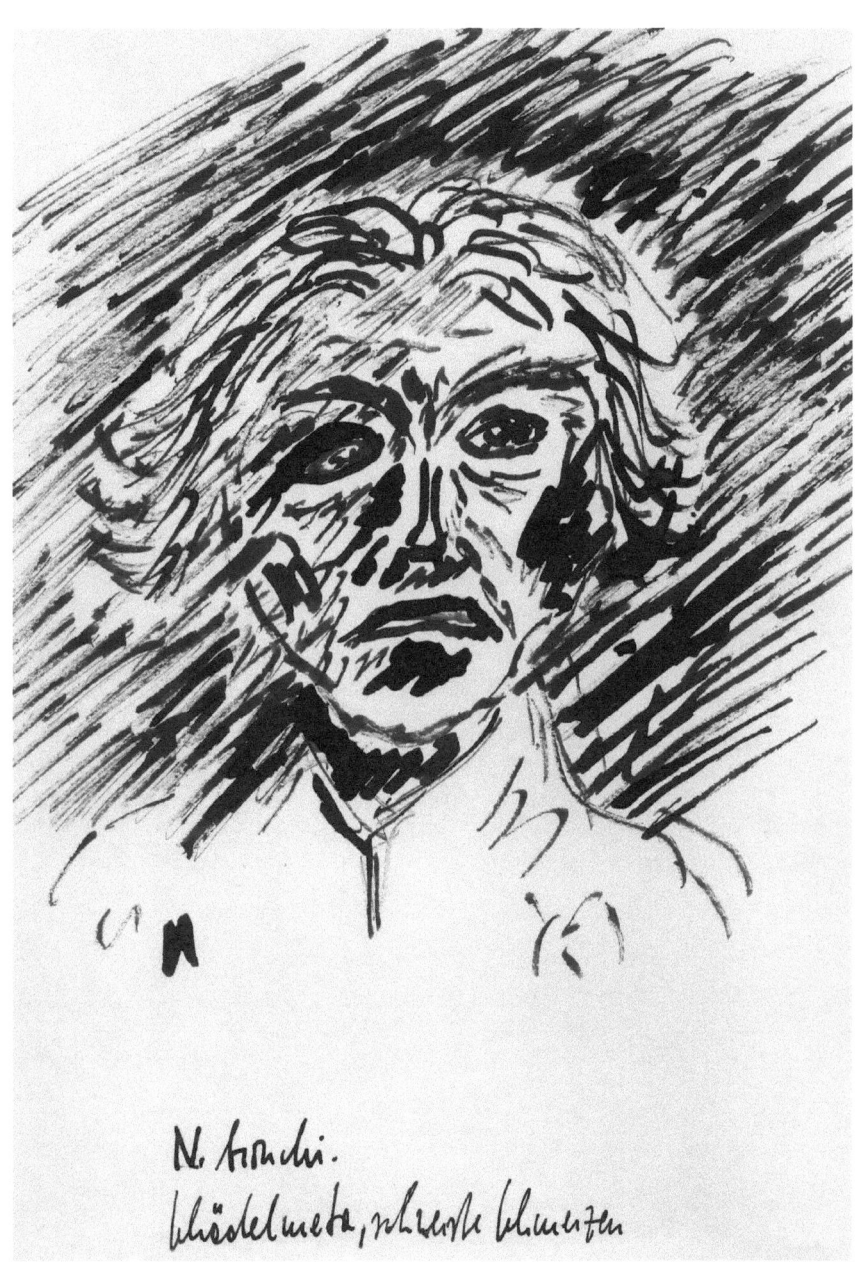

N. Tondui.
Schädelweh, rasende Schmerzen

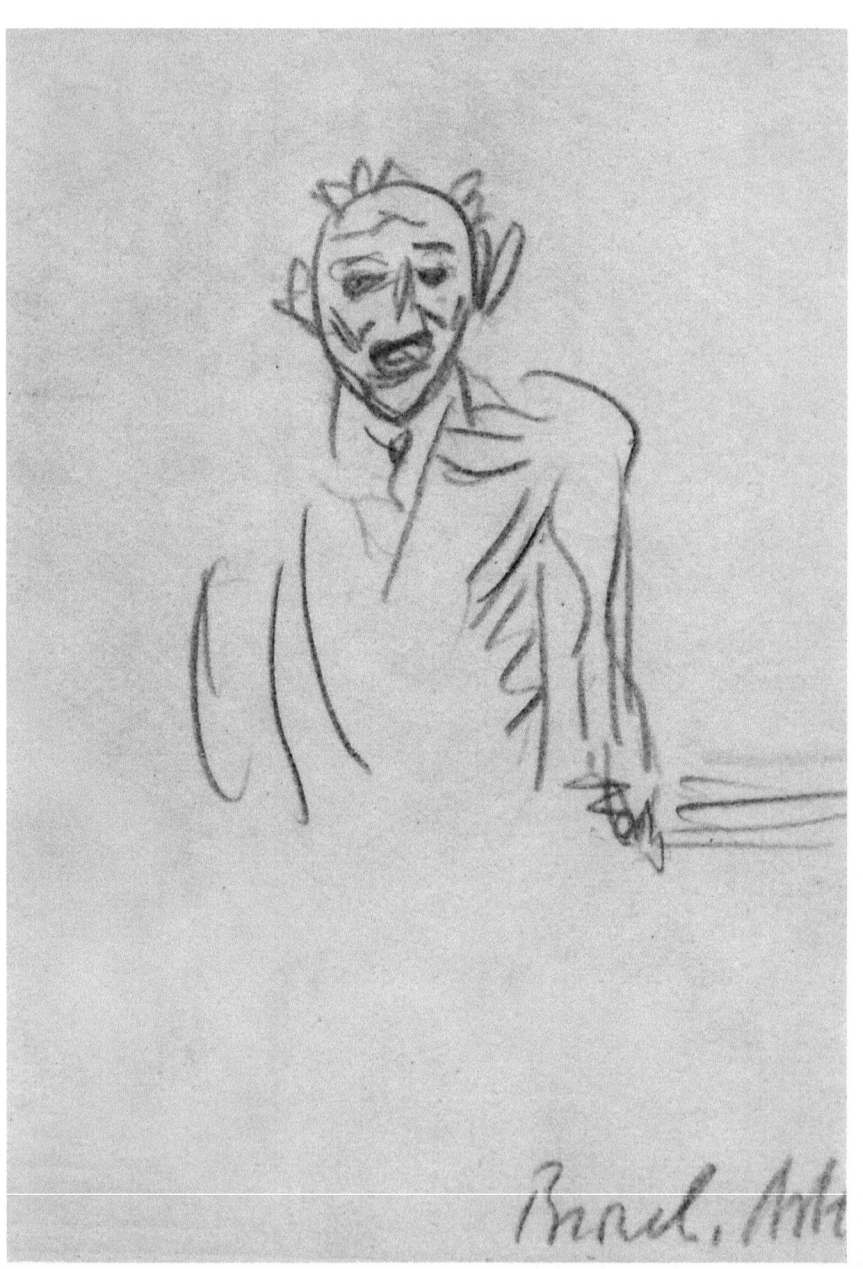

II

Auf den Spuren „assoziativer" Nosopoiesis und der „Dissoziation" in Störungs-Typen

Leiden, Grenzsituationen, Beschwerden

Die Normalität des Leidens und der hedonistische Wellness-Wahn

Psychische Gesundheit heisst nicht Leidfreiheit. Leidlosigkeit ist Tod. Psychische Gesundheit heisst Bestehen, Standhalten, Durchhalten, gar Wachsen in der Bewältigung der „realen Welt", auch mit Beeinträchtigungen und gegen Behinderungen.

Das Leiden trifft den Menschen unausweichlich in Schmerz, Trauer, Abschied, Niedergang, Scham, im Schuldigwerden, im Zurückbleiben hinter dem Ideal von Güte, Gerechtigkeit, Toleranz, schliesslich in der schmerzlichen Bewusstheit des Getrenntseins vom heilen Einen. Äusseres Unglück im Missgeschick, in Naturkatastrophen, in Armut und Krankheit ist eines. Ein anderes das menschengemachte Leid aus Egoismus, Triebhaftigkeit, Hunger nach Lust, Macht, Territorium mit den Folgen der Ausbeutung in Missbrauch, Kriegen, Vertreibung, Vernichtung. Nietzsche sprach die bittere Einsicht aus:

> *Leben selbst ist wesentlich Aneignung,*
> *Verletzung, Überwältigung des Fremden*
> *und Schwächeren, Unterdrückung,*
> *Härte, Aufzwängung eigener Formen,*
> *Einverleibung und ... Ausbeutung ...*
>
> F. Nietzsche
> Jenseits von Gut und Böse
> Ges. Werke, Bd. 5, S. 207
> Abschnitt 259, Zeilen 22-25

Im Blick auf das Leid, das Menschen anderen Menschen und Tieren antaten und antun, gilt der griechische Spruch: Anthropos hikane

prophasis eis to dystychein, d.h. der Mensch selbst ist genügend Grund zum Unglücklichsein, zu Leid und Trauer.
In diesem Wissen um die anthropogenen Pathemata singt der Chor in der Antigone des Sophokles (Zeile 332,3)

> *Ungeheuer ist viel, und nichts*
> *Ungeheurer als der Mensch*

Die unglücklichen Verstrickungen gehen über Generationen, das ist der Stoff der Tragödien und anderer Poesie in Prosa und Lyrik – und das ist der „Stoff" in vielen Psychotherapien.

„Mein Wandel in der Welt ist einer Schifffahrt gleich"
Johann Sebastian Bach, die Kreuzstabkantate (1650): darin ist die Wellenbewegung des Menschenlebens zwischen Geburt und Tod ausgesprochen, das Auf und Ab im Strom des Lebens. Das ist die Erfahrung der menschengemeinsamen Conditio humana: Hoch und Tief, Leid und Freude, Unglück und Glück wird dem Menschen zuteil, ist ihm auszutragen aufgegeben. Keiner kann sich nur einen Teil davon aussuchen: es sei denn, er verleugne vor sich selbst und anderen das Schwere. Solches Verleugnen finden wir nicht nur beim Einzelnen, sondern auch als kulturelle Einstellung. Die derzeit dominierende „westliche" Kultur lebt in dieser Illusion, dass das „eigentliche" Leben happiness, Eudämonie, Hedoné = Freude, Euthymie, Glück, Jugend, Genuss sei – ein hedonistisches Ideal. Aus dem unreflektierten Grund entsteht der Kampf gegen das Übel im privaten und politischen, im sozialen, ökonomischen, Gesundheits-Bereich. In der Psychiatrie gewinnt die Anhedonie (d.h. die „Nicht-Freude") das Gewicht eines Symptoms – Anhedonie wird zum Zeichen einer Depression. Die

Aufstellung und Gewichtung des Anhedonischen Syndroms kennzeichnet die dominierende Kultur, ihre Wertwelt. Entsprechend stellt diese Kultur „Mittel" gegen die Anhedonie bereit: sie wird als Krankheitssymptom gewertet und mit Antidepressiva bekämpft. Das ist die kulturgeschichtliche Periode „Prozak-Zeit". „Unwohlsein" wurde zu einem zu bekämpfenden Syndrom gefasst, zu Krankheit stilisiert und sollte pharmakologisch gelöscht werden.

Die grossen Religionen: Erlösungslehren
Das Schwere in der Wellenbewegung des Lebensstromes zulassen heisst, es als eine Quelle des Erwachens des Bewusstseins zur Klarsicht (buddhistisch Vipassana) und des Aufbruches auf dem Weg der Erlösung anzunehmen. Alle grossen Religionen sind Erlösungsreligionen, weisen den Weg zur Befreiung, zum Frieden – dieser Weg geht über die Reinigung (purifacatio) zur Klarsicht (illuminatio) und zur Erlösung vom Erdenleid (salvatio). Der Aufbruch des Bewusstseins von der Erkenntnis des Leidens, von dem Erwachen des Erlösungswunsches über das Beschreiten des Weges der geistigen Entwicklung (über Ethik, Ritual, Meditation, Gebet) geht zur Entfaltung von Einigungs-Unions-Erfahrungen, dem Eintauchen des Einzelnen in das Alleine (Gott, Gottheit, Tao, Maha-Atman, Brahman, Shunyata).
Die Erfahrung der Grenzsituationen (Jaspers) – Schmerz, Verletzbarkeit, Krankheit, Begrenztheit, Vergänglichkeit, Tod – kann das Dasein zur bewusst-reflexiv erhellten Existenz erwecken. Dem Leid kommt die Bedeutung des Anstosses zum Aufbruch zu.
Das ist auch der Ausgangspunkt der Erlösungslehre des Buddha. Die vier heiligen Wahrheiten nennen:
   1. Das Leiden: Geburt, Krankheit, Altern, Sterben, Schmerz, Trübsal, Verzweiflung. Von Liebem getrennt sein. Mit Unliebem vereint sein.

Die Normalität des Leidens

   Nichterfüllung von Begehren.
2. das Zustandekommen des Leidens durch Verblendung (Nicht-Wissen), Gier, Haften.
3. die Leidens-Erlöschung (durch Aufgeben der Verhaftungen in der Verblendung und Gier)
4. den Weg zur Leidensüberwindung (Leidenserlöschung) im Mittleren Weg des Achtfachen Pfades von Wissen, Sittlichkeit und Sammlung.

Die grossen monotheistischen Religionen (Judentum, Christentum, Islam) weisen alle den Weg:
1. die eigene Sündhaftigkeit (Sünde ist Sonderung von Gott) als „peinlich", leidvoll anerkennen
2. die Lebenspraxis dem „Herrn" unterwerfen in pflichtgemässer Lebensführung, die Privates und Religiöses umfasst
3. die Überwindung der Getrenntheit, Vereinigung mit Gott (in der Mystik), die Heimkehr zu Gott (Aufnahme ins Paradies), die Erweckung, die den eigensten Wesenskern als „göttlichen Funken" (Meister Eckhart) „erkennt" und damit Verbundenheit mit dem Überindividuellen erfährt.

Tragik – Tiefe – Sinn. „Vom Sinn der Schwermut" (Guardini)
Das Annehmen des Tragischen ist die Vorbereitung für die Entfaltung des Bewusstseins zu höheren, weiteren, tieferen Horizonten spiritueller Bezogenheit und darin Sinnfindung. W. Muschg erarbeitet aus dieser Perspektive seine „Tragische Literaturgeschichte":
„Das Wesen des Tragischen kann nur aus der Dichtung erschlossen werden.... Allem tragischen Denken ist gemeinsam, dass es das Leiden zum Mittelpunkt des Daseins macht. Es begreift die Welt durch den Schmerz. Der natürliche

Die Normalität des Leidens

Grund dieses Denkens ist die Tatsache des Todes. Es versenkt sich in die Qual der Kreatur, die mit der Notwendigkeit des Sterbens gegeben ist. Aber es erschöpft sich nicht im körperlichen Schmerz, sondern steigert sich zum geistigen Leiden an den Rätseln des Lebens, das den archaischen Menschen als kosmische Angst beherrscht und noch den Kulturmenschen unbewusst beunruhigt. In der tragischen Dichtung wird dieser Schmerz zum Organ der Witterung für das dem Menschen verborgene wahre Grössenverhältnis der Dinge. ... Der tragische Dichter stellt sich dem tiefsten Schmerz, der alle optimistischen Erklärungen des Daseins entwertet. Er erkennt Dissonanzen und Disharmonien, die nur auf Kosten des Menschen aufgelöst werden können, und entschleiert die Wahrheit, deren Anblick niemand aushält: dass der Mensch nicht Herr über sein Schicksal, nicht unersetzlich, sondern Mächten ausgeliefert ist, die über ihn hinweghandeln. Aber dieser Schmerz entbindet zugleich Kräfte, die sonst nirgends frei werden. Er stellt sich als ein letzter Wert heraus, der in sich eine Antwort ist. Darin liegt das Geheimnis der tragischen Kunst. Sie ist die tiefste Bejahung der Welt, weil sie noch im scheinbar Sinnlosen eine Offenbarung findet. Sie erfährt leidend einen Sinn des Lebens, der nur so und nicht anders sein darf." (Muschg, 1969, S. 15-16).

Krishnamurti (1968), geformt aus Hinduismus und Theosophie, sagt in einer seiner Lehrreden:

„Was ist unser Leben? Vom Augenblick der Geburt bis zum Tod ist unser Leben ein dauernder Kampf, ein ewiges Ringen, voll Einsamkeit, Angst, Verzweiflung, eine mühselige Routine der Langeweile und Wiederholung und ein vollkommener Mangel an Liebe, vorübergehend erhellt durch ein flüchtiges Vergnügen. Das ist unser Leben, unsere tägliche gequälte Existenz."...
Dann aber der Aufbruch:
„Das Leben ist ernst, aber in diesem Ernst steckt ein grosses Lachen, und nur

Die Normalität des Leidens

das ernste Gemüt ist lebendig und kann die ungeheuren Probleme der Existenz lösen."

„Ein grosses Lachen" - worauf verweist diese aufrüttelnde Formulierung? Sie verweist auf die aus dem leidvollen Dasein sich erhebende weitere Sicht, die Öffnung zu dem grossen Horizont, die darin mögliche Metanoia (d.i. Sinneswandel, Richtungswechsel).

Das Verbindende ist die Einsicht, dass das Leiden ein unabdingbarer Teil des Lebens ist und dass es nicht nur als Negativum gewertet wird, sondern dass es als fruchtbarer Start für den Aufbruch des Bewusstseins zum grösseren, überindividuellen, „spirituellen" Horizont sein kann. Das Leiden kann zum Anstoss einer Entwicklung zu Weite, Tiefe, zur Öffnung des Horizontes werden. Dazu muss der Mensch es annehmen, als zum Leben gehörig hereinnehmen - nicht sich selbstmitleidig oder empört, dass sein Anspruch an Wohlbefinden, Sicherheit, Gesundheit nicht erfüllt sei, dagegen wehren.

R.M. Rilke schreibt an Herrn Kappus (1904) von der Einsamkeit und dem Schweren und rät zum Annehmen.

„Die Leute haben (mit Hilfe von Konventionen) alles nach dem Leichten hin gelöst ...; es ist aber klar, dass wir uns an das Schwere halten müssen; alles Lebendige hält sich daran ... Wir wissen wenig, aber dass wir uns zu Schwerem halten müssen, ist eine Sicherheit, ... es ist gut einsam zu sein, denn Einsamkeit ist schwer; dass etwas schwer ist, muss uns ein Grund mehr sein, es zu tun. Auch zu lieben ist gut: denn Liebe ist schwer". (35)

„Sie haben viele und grosse Traurigkeiten gehabt ... Aber bitte überlegen Sie, ob ... nicht vieles in Ihnen sich verwandelt hat ... Wäre es uns möglich, weiter zu sehen ..., vielleicht würden wir dann unsere Traurigkeiten mit grösserem Vertrauen ertragen ... Denn sie sind die Augenblicke, da etwas Neues in uns

eingetreten ist". (41).
"Wir müssen unser Dasein so weit, als es irgend geht, annehmen; alles, auch das Unerhörte, muss darin möglich sein. Das ist im Grunde der einzige Mut, den man von uns verlangt: mutig zu sein zu dem Seltsamsten, Wunderlichsten und Unaufklärbarsten, das uns begegnen kann". (44).
"Wir sind ins Leben gesetzt, als in das Element, dem wir am meisten entsprechen, ..." (45)
"Warum wollen Sie irgend eine Beunruhigung, irgend ein Weh, irgend eine Schwermut von Ihrem Leben ausschliessen, da Sie doch nicht wissen, was diese Zustände an Ihnen arbeiten". (46)

In der ersten Duineser Elegie schreibt Rilke:
"Aber wir, die so grosse Geheimnisse brauchen, denen aus Trauer so oft seliger Fortschritt enspringt."

Das Leid, den Schmerz, die Trauer anzunehmen braucht Mut, stand- und durchzuhalten, und die Demut, sich einem individuumsüberschreitenden Strom (Tao) hinzugeben. Dann kann das Schwere im besten Falle fruchtbar werden für das eigene Wachstum zur Reife und im guten Wirken für andere.

Ohne Mut zum Leiden und Annehmen des Leidens verliert sich der Mensch in Abwehr oder Flucht. Leidensfähigkeit und -bereitschaft öffnet für Mitleid (compassion, sympathy). Der Schmerz der Trauer bereitet für Freude, in der Weite des Bewusstseinshorizontes sogar Seligkeit.

Ganz in dieser Denk-Bahn steht die Schrift von Romano Guardini (1928): *"Vom Sinn der Schwermut". Sie sei zu gross und gewichtig, um sie den Psychiatern zu überlassen.* Denn ihr *"geistiger"* Kern sei eben der Aufbruch, wenn der Schwermütige das „eigentliche" Ziel seines sehnsüchtig leidenden Gemütes erkenne: Ruhe finden in Gott. Guardini denkt ganz in den Bahnen Kierkegaards, dessen Schwermut, Einsamkeit, Verzweiflung, Angst als Gottsuche verstanden wird – wie bei Augustinus: inquietum nostrum cor usque requiescat in Deo (Unruhig ist unser Herz bis es ruhet in Gott).

In der Existenzphilosophie von Jaspers ist der Aufbruch des „blossen" Daseins zur Existenz, die sich auf „das Umgreifende" bezieht, ohne es erkennen, ergreifen, gar haben zu können, als glaubende, erhebende, das Bestehen der Grenzsituationen in besonnener Gefasstheit ermöglichende Haltung ausgeführt (eine Variante der Philosophia perennis in der abendländischen Tradition, entkleidet von der christlichen Konfession).

Das Leiden ist unausweichlich da im bewegten Leben des Menschen. Es muss nicht ein externes Unglück und auch nicht die Begegnung mit dem Bösen in Missbrauch, Vergewaltigung und anderer Gewaltkriminalität im Zivilen oder im Krieg sein. Schmerzvoll-peinlich kann die Erfahrung eigener Schwäche belasten, der Verletzbarkeit, Inkonsequenz, Nichtbeherrschung des „Unguten" in den Abgründen des Unbewussten, das die „Tiefenpsychologen" so negativ umdeuteten (als gefährliches Es der Triebe, als Müllkippe des Verdrängten, als Sitz des „Schattens", der Dämonen). Die Fähigkeit, die Offenheit, der Mut zu Scham, Peinlichkeit, Schuld vor sich selbst (nicht nur vor anderen) ist so wie der Mut zur Trauer darüber eine wertvolle Qualität einer Persönlichkeit. In einem fortgeschritten geläuterten Stadium ist die Bewusstheit des individuellen Getrenntseins von dem Einen, Ursprung und Heimat, von der Unvollkommenheit in der Verwirklichung dessen, wozu das Leben einen in die Verantwortung nimmt, dem Versäumnis, dem Nichtgerecht-werden an den ideellen Anspruch (des eigenen Geistes an sich selbst in einem transpersonalen Sinn) Quelle der Trauer, der Schwermut. Die (Selbsterfahrung bekundende) Abhandlung über die Schwermut von Guardini wirkt in manchen Abschnitten für den Psychiater, der das Elend psychischen Krankseins oft als ohnmächtiger Helfer teilnehmend miterlebt, der weiss, wie oft gerade der von Guardini gemeinte geistig-geistliche Aufschwung der schwermütigen Seele nicht gelingt (wie oft auch Kierkegaard darin verzweifelt stecken blieb), als von idealistischem Pathos getragen. Wird da nicht das Krankheitsgewicht der Schwermut (Guardini schildert ja durchaus schwere Zustände der Depression) zu wenig gewichtet? Wird da ausgeblendet, wieviele Menschen daran zerbrechen, scheitern, deshalb aus dem Leben gehen oder verkümmern, weil sie ihr vitales Potential entweder nicht verwirklichen konnten oder nicht zur Verfügung hatten?

Vom Leiden zu Beschwerdebewusstsein und Heilungssuche
Das „Suffering" ist unausweichlich für jedes Lebewesen: verletzt werden, gefressen, verdrängt, ausgestossen, krank werden, Schmerzen, Nieder- und Untergang. Ab wann in der evolutionär zu denkenden Entwicklung der Lebewesen aus absolut unbewusstem Leiden über das Herauf-Dämmern von „ich leide an etwas, habe Angst vor..." bis zum Bewusstwerden: „ich habe Schmerzen, Trauer, Beschwerden", will etwas dagegen tun, sie an eine Helfergestalt (Heiler, Schamanin, Hebamme, Priester...) herantragen – diesen Prozess können wir nur imaginieren, nicht wirklich Schritt für Schritt nachzeichnen.
Jedenfalls dürfen wir nicht das Bewusstwerden und das frühe Gefühl „ich – mein Leib – selbst" zwischen Wohlbefinden und Übelsein an die Menschwerdung (Hominisation) knüpfen. Das wäre gar naiv anthropozentrisch. Was dürfen wir aus den Abwehr-Vorgängen gegen Schädlichkeiten schliessen? Pflanzen und Tiere können sich durch viele

Strategien der Morphologie und des Verhaltens gegen Schädigung schützen, Gift erzeugen, Artgenossen die Bedrohung wissen lassen, also kommunizieren. Schon die Amoebe kann von für sie „ungutem" Milieu fliehen. Von höheren Säugetieren weiss man heute, dass sie gezielt Stoffe des Bedarfs (Salze, Mineralien, heilsame Pflanzen und Erden) fressen. Die elementaren Bedrohungs-Reaktionen (Erstarren, Fliehen, Kämpfen) sind von der Tierwelt bis in die menschlichen Verhaltensmuster erkennbar – auch in der Psychopathologie als Stupor, Weglaufen, Angriff (mnemotechnisch die „3f": freezing, fleeing, fighting).

Das Bewusstwerden und bewusst-intentionale Reagieren muss man sich wohl als entwicklungsgeschichtlich späten Erwerb vorstellen. „Ich habe Beschwerden, fühle mich schlecht" – „es ist etwas Negatives in mir". Beim Menschen gehen Ich-Bewusstsein und Beschwerde-Bewusstsein Hand in Hand. Die Erfahrung angenehm – unangenehm, gut – schlecht im Leib und die Egoifizierung dieser Erfahrung „ich erlebe dies", es ist meine Erfahrung, gehören zusammen. Verschiedene Erlebnis-Qualitäten tragen gestaltend zur Ich-Werdung bei. Die Keime der Ich-Werdung (Proto-Ego, germinatives Selbst) vermute ich früh in der Reihe der Lebewesen, längst vor der Hominisation. Aber beim Menschen können wir durch sprachliche Mitteilung und aus Analogie-Annahmen (theory of mind) mehr dazu erkennen. Die Ethologie und Botanik weiss heute mehr über Plagen von Tieren und Pflanzen und deren Ausdruck im Verhalten.

Beschwerde-Bewusstsein ereignet sich im Individuum. Dieses lässt seine Not andere wissen – längst vorsprachlich. Die Rückmeldung in der Verständigung, z.B. in Form von elementarer Fürsorge, Pflege, Hilfe – trägt zur Bewusstwerdung „ich leide und darf Hilfe beanspruchen" bei. Diesen Prozess der Verdeutlichung von Beschwerde-Bewusstsein und

Hilfe-Beanspruchung nennt die Ethnomedizin und Medizinsoziologie: health-seeking process.
Die kulturhistorische Entwicklung vom stummen Leiden zum sprachlichen Ausdruck, in diesem von der Kargheit „es ist schlecht", „es steht schlimm um mich" bis zu religiösen, philosophischen und literarischen Sprachreichtümern ist weit. Und weit ist der Weg vom „unbewusst" erlebten Leiden bis zum Beschwerde-Bewusstsein (ich bin krank, brauche Hilfe) und der Inanspruchnahme kultureller Heilungsangebote durch den Schamanen, Priester, Naturheiler, Geistheiler (health seeking process). Auf dieser Stufe wird das subjektive Leiden (suffering,illness) als etwas zu Beseitigendes aufgefasst, das nach kurativer Hilfe ruft. Die Kultur stellt verschiedene Heiler-Gestalten bereit. Diese haben ihre je eigenen vorwissenschaftlichen Konzepte zur kosmologisch-anthropologischen oder naturalistischen Einordnung der Beschwerden ihrer Klienten. Der verlorene Seelenanteil soll vom Schamanen auf seiner metageographischen Seelenreise wieder zurück geholt werden. Der eingedrungene Krankheitsgeist soll ausgetrieben werden, vielleicht durch Opfergaben als Substitut für den Kranken versöhnt werden. Die Frage, was denn „krank" macht, ist auf dieser Kulturstufe durchaus schon da: eine Tabuverletzung, ein Versäumnis beim Ritual kann den Menschen schwächen, ihn schutzlos dem Seelenraub strafender Geister aussetzen oder seine Abwehr mindern, so dass Krankheits-Geister eindringen, in ihm Sitz nehmen können.

Im frühen Christentum wussten die Wüstenväter von den Dämonen, die den Religiösen plagten, der der Askese und der Einsamkeit nicht gewachsen war. Hunger, Durst, Hitze, soziale Isolation schwächten den Eremiten, sodass die (historisch noch nicht in eine einheitliche Psyche integrierten) Dämonen ihr Spiel mit ihnen hatten: Triebe, Wünsche, Sehnsüchte verselbständigten sich als Fremdkräfte (böse Geister). Der

Mittagsdämon plagte mit Ungeduld, Gereiztheit, Ruhelosigkeit, Unkonzentriertheit im, ja Unfähigkeit zum Gebet (Akedia). Die „Kräfte" der Seele (Triebe, Wünsche, Phantasien, Stimmungen, Gefühle) sind auf der frühen Stufe der kulturellen Evolution noch (mehr-weniger) selbständige Funktions-Komplexe, „Entitäten", die noch nicht im Monopsychismus (eine Seelen-Geist-Einheit) zu einem Subjekt eingeschmolzen sind. Dass ein solches Modell „ich-fremder" Seelenkräfte zur Schuldentlastung nützlich ist, ist einzusehen. Allerdings kommt im Übergang zum Eine-Psyche-Konzept, das einer einheitlichen integrierten Person entsprechen sollte, die Schuld-, Versäumnisfrage schon auf: wie weit lebte der Kranke falsch – in Bezug auf überpersönliche religiöse Vorschriften (Tabu) seiner Ethnie, wie weit überfordert sich der Adept des Mönchstums in seiner Askese, Klausur, Isolation, in seinen Idealen von triebfreier Reinheit, die ganz in Gott genüge hat? Regelbruch und unangemessen harter Selbstanspruch schwächen den Menschen bis zur Krankheits-Anfälligkeit.

Psychische „Krankheiten" –mentale Verrückung, nicht Steigerung des Leidens
Viele quantitativ und qualitativ verschiedenen Formen von Leid erscheinen angesichts der „Normalität des Leidens" (Eliade) als angemessene Reaktionen und damit nicht krankhaft. Denn der Grossteil der Menschen hat eine Lebenslast zu tragen, von der der Bürger der reichen Länder des 21. Jahrhunderts trotz Fernseheinblicken meist keine empathisch-ergreifende Vorstellung hat. Kriege, Vertreibung, Kindestod, die Alltäglichkeit des Todes bei Mensch und Tier, Grausamkeiten, Fremdheit in ganz anderen Kulturen; auch innerfamiliär ist Schmerz zu tragen – die Vertreibung aus dem Paradies ist der Mythos davon: Genitalverstümmelung und frühes Verheiratetwerden, Gewalt gegen Frauen und Kinder, Ohnmacht gegenüber Armut und Krankheit, eigene

oder der Kinder, ausgesetzt den Naturgewalten. Der Mensch ist seit seiner Geschichte dem Überlebenskampf ausgesetzt. Die Illusion eines leidfreien Lebens (der hedonistische Wellness-Wahn) kann nur in einigen Ländern von Wohlstand verbreitet sein – so dass am Leben keine reine Freude zu haben (d.i. Anhedonie) zum Krankheitssymptom werden konnte.

Der durch die Umstände der jeweiligen Kultur nicht unmittelbar einleuchtende, mitfühlbare, verständliche, erklärbare (was erklären heisst, hebt sich erst mit der Reflexion über Kausalität ab) Teil des Leidens, der sich von der allgemeinen Lebensnot abhob, veranlasste die Heilungssuche bei Spezialisten. Diese brauchten Diagnosen und Kausalitätsvorstellungen in der Logik des Mythos: Seelenraub, Eindringen von Krankheitsgeistern nach Tabu-Bruch, schwarzmagischen Verhexungen. In diesem Bereich der Betroffenheit von unerklärlichem Leid, Schmerz, körperlicher Beeinträchtigung werden sich wohl zuerst Beschwerdebewusstsein und Heilungssuche und damit die Keime von Krankheitsvorstellungen entwickelt haben. Magische Deutungen überwiegen. Aber in dieser Kulturepoche gibt es neben den magischen Heilern und „ihren" Krankheiten die Männer oder Frauen, die bei Unfällen, Wunden, Knochenbrüchen zuständig sind, Hebammen, Kräuterkundige. Es gibt noch keine einheitliche Medizin als Fach und keine Ärzte, die immer mehr Lebensbeschwerden ihrer Kompetenz zuschreiben. Die psychischen Krankheiten wurden erst im 19. Jahrhundert der Medizin zugeordnet – vorher waren es Heimleiter, Pfarrer, die „Anstalten" (Asyle) zur Verwahrung vieler Gescheiterter verwalteten.

Von solchem Leiden und Nicht-mehr-Können hoben sich früh schon Menschen ab, die „wahnsinnig" waren: die im Wahn der Verfolgung flohen oder sich gegen Angreifer wehrten und dabei Unschuldige trafen. Bereits aus babylonischen Texten sind solche Beobachtungen zu

entnehmen oder aus den Schriften zum Ayurveda (das heisst Lebenskunde, Bezeichnung der indigenen indischen Medizin, Charaka und Shushruta verfassten grosse Kompendien dazu, deren Wurzeln vermutlich bis 1000 v. Chr. zurückreichen). Da ist die heute „produktiv" genannte Symptomatik bekannt, das Rasen in Wut, in Angst, die Entrückung aus dem Bereich menschenverbindlicher Verständigung, Realitätsverkennung, Wahn, Halluzinationen. Sogar Formen der „Schocktherapie" kannte man: das Erschrecken durch wilde Tiere, die vorgetäuschte Exekution. Aber Ayurveda brachte auch pflanzliche Heilmittel hervor, Rauwolfia ist ein bekanntes, das beruhigend wirkte.
Wahn und Halluzination sind lange nicht unterschieden, da dem Wahnkranken ja die gesamte Umwelt verändert war. Solche „produktive Symptomatik" ist im 19. Jahrhundert im Syndrom „Wahnsinn" enthalten, z.T. mit anderen Syndromen, wie Raserei (Manie), Tobsucht, Schwermut mit und ohne Wahn. Dessen psychodynamische Motive hat Ideler schon um 1840 in mehreren Schriften dargelegt. Die „passiones", die masslosen Leidenschaften (Sehnsüchte, Wünsche, Triebe), die „Vorläufer" der Emotionen und Affekte, trieben Einzelne in die Irre, z.T. bis zum Zerbrechen ihres Bewusstseins, ihrer Person – und den Reaktionen darauf, den Selbstrettungsmassnahmen: Die Psychose ist als Versuch des vom Untergang bedrohten Bewusstseins zu „seiner eigenen Reorganisation" (Ideler) verstanden.
Kraepelin hat die Spaltung der „idiopathischen" (d.i. kryptogenen) Psychosen in Affektkrankheiten und in die persönlichkeitszerstörende Dementia praecox-Gruppe geschaffen. E. Bleuler folgte ihm, bezog aber viel mehr von Wahnsyndromen in „seine" Schizophrenie ein.

Schamanen und andere Heiler
Die Kulturen bringen Helfer und Heiler hervor: Laienhilfe, zunehmend

spezialisiert von Erfahrenen (auch in eigener Beschwerde Erfahrenen) zu Heilern, Hebammen, Heilpriestern, Schamanen, Knochen-, Wundspezialisten, Kräuterkundigen. Schon in der (geschichtlich langen) schamanischen Kulturzeit bestehen neben dem Schamanen verschiedene Spezialisten. Ja, auch Schamanen sind meist nicht „Universalisten", jedenfalls dort, wo solche Funktionsträger nicht zu vereinzelt wirken, sondern können sich je nach Befähigung und Kraft spezialisieren. Abgesehen vom Heilen darf man die vielen anderen Funktionen des Schamanen für seine Sozietät nicht vergessen.

Aus dem Schamanentum differenzieren sich weitere Heiler-Gestalten. Die magischen Heiler, Geistheiler, Gesundbeter, Geisteraustreiber (Exorzisten), Amulett-Vermittler, Orakel-Deuter halten sich bis in die heutige Zeit neben der „wissenschaftlichen" Schulmedizin, auch in den monotheistischen „Hoch-Religionen" des Christentums und des Islam. Mit den Heiler-Gestalten entwickeln sich auch Vorstellungen über die Ursachen der Beschwerden, des Unglücks, des Leidens – die ersten Keime einer Ätiologie. Der Heiler muss Ursachen „erkennen" – in einer Weise, die seinem Handeln Richtlinien vermittelt. Er muss „Diagnosen" (kulturinhärente Deutungsmuster von Beschwerden und deren Verursachung) erstellen: hier liegt das und das vor, verursacht durch dies oder jenes – daher ist zur Beseitigung diese oder jene Massnahme angezeigt – zwischen naturalistischen Mitteln (Knocheneinrichten, Kräuter, Salben, Güsse, Diät, Fasten etc.) und „übernatürlichen" Mitteln: in die andere Wirklichkeit (non-ordinary reality, C. Castañeda) eintreten (schamanische Seance, Trance, Reise) und dort in diesem metageographischen mentalen Raum wirken: die entlaufene oder geraubte Teil-Seele suchen und zurückbringen, die Raubgeister mit Opfern besänftigen, mit Ritualen in die Ferne bannen, die Krankheitsgeister austreiben und „an ihrem Ort" zufrieden stellen.

Dazu braucht der Schamane ein Krankheits-Konzept (illness concept): gegenwärtige Beschwerde anerkennen – und deren Verursachung nach den jeweiligen kulturellen Vorstellungen „erkennen". Dies ist der Weg zum therapeutischen Handeln zwischen Wundversorgung und Geisterbeschwörung.

Dies folgt dem Prinzip, das als Motto in älteren Hörsälen der Medizinstudenten zu lesen war: „Vor die Therapie haben die unsterblichen Götter die Diagnose gestellt". So etwa könnte der kulturhistorische Prozess vorgestellt werden vom Leiden zur Bewusstwerdung des Leidens, zum Einbringen des Leidens in die Sozietät, die Heiler-Gestalten (kurative Funktionsträger) hervorbringt. Diese bedürfen jeweils kulturentsprechender Krankheits-Vorstellungen: was ist wodurch verursacht und wie können durch jeweils „kausale" Therapien Heilungen bewirkt werden?

Viel später hat die Medizinsozioethnologie Interpretationen beigebracht, die die Elemente solchen Heilens darstellen: Hilfsbedürftigkeit, Angst, Schmerz, Verzweiflung, Hilfesuchen, Sich-Anvertrauen, Geborgenheit in kulturinhärenter Aufklärung und zielgerichtetem Handeln, Hoffnung als heilsame „salutogene" (Antonowsky 1997) Zukunftserstreckung des ganzen Organismus – sind Schritte zum Heilwerden, wieder „Ganz" werden (s. Frank 1991).

Kulturgeschichte der Ursachen-Vorstellungen

Der kulturgeschichtliche Prozess des Abendlandes führt nach der magisch-mythischen Kulturschicht, deren Anfänge im geschichtlichen Dunkel liegen, deren spätere Werke in der Zeit der Götter- und Heroen (Homer) mit polytheistischen und polypsychistischen Auffassungen liegen, zu den Anfängen der griechischen Philosophie bei den Vorsokratikern. Da sind Religion (Zeus = Logos) und Philosophie (Logos als universales Prinzip, wie Atman, Tao) und der Beginn der „Naturwissenschaft" noch nicht getrennt. Solche Religio-Philosophie verzweigt sich recht spät – Platons idealistische Philosophie und der Platonismus als religio-spirituelle Vision – in die abendländische Philosophie im engeren Sinn (Aristoteles) und in religiöse oder als Lebenspraxis-Anweisungen der Religion nahe stehende philosophische „Schulen" (z.B. Stoa).

Das frühe Christentum entfaltete sich durch die Befruchtung und Verschmelzung mit der hellenischen Philosophie zur über-ethnischen Religion (übertrieben „Weltreligion", denn es ging um den mediterranen Raum und dann um Europa). Diese Bewegung war bis in die Neuzeit dominant auch über die „Wissenschaft" vom Kosmos (z.B. Astronomie, Kopernikus, Keppler, Galilei) und vom Menschen (Anthropologie): strikte Trennung von Körper und unsterblicher einheitlicher Seele; die sei Abbild, Funke Gottes, könne nicht erkranken.

Die Sonderstellung des Menschen als eigene Kreation Gottes gegenüber der übrigen Schöpfung Gottes (Kosmos, Erde, Lebewesen der Pflanzen und Tiere) hielt sich dauerhaft, hält sich vielfach noch bis heute. Diese religionsbestimmte Anthropologie perpetuierte und fixierte die Dichotomie Körper–Psyche. Der Körper als „res extensa" konnte von der Naturwissenschaft beforscht werden. Die Psyche, wenigstens ihr „erkennender" Teil, res cogitans (Descartes) blieb unangefochten von Sterblichkeit, Verfall, Krankheit. Daher mussten „psychische" Krankheiten als „eigentlich" körperliche gedeutet werden.

So blieb die Psyche lang Kompetenzgebiet der Religion und später der Philosophie (das spiegelt sich heute noch in der universitären Zuteilung der Psychologie zur „philosophischen" Fakultät).

Je mehr der Körper „naturwissenschaftlich" studiert werden konnte, umso unausweichlicher drängte sich auf, dass es „geistige Verirrungen" (Irrsinn, Wahnsinn) gab mit erkennbaren Körper-, im besonderen Gehirnkrankheiten. Die Pathologie zeigte die Veränderungen an Gehirn- und Gehirnhäuten (Bayle 1822).

Bei anderen „Seelenkrankheiten" konnte man mit den damaligen Instrumenten der Pathologie keine Körperkrankheit feststellen. Daraus folgte eine bis heute noch wirksame Zweiteilung der psychischen Krankheiten in „symptomatische", d.h. solche, die durch Körperkrankheiten verursacht werden, und „idiopathische", d.h. solche ohne erkennbare somatische Grundlage (Heinroth 1818).

Die erst im 18. und 19. Jahrhundert erstarkende Naturwissenschaft von Pflanzen und Tieren, vom Menschen dominierte die Psychiatrie und bestimmte die Ideologie, die z.B. von W. Griesinger (1845) klar dargestellt wurde: den psychischen Erkrankungen (Geisteskrankheiten) liege immer eine Gehirnstörung zugrunde – allerdings sei diese nicht immer erkennbar. Für die Verursachung, Auslösung von solchen Krankheiten werden aber „psychische Ursachen" eingeräumt: diese wirkten auf das Gehirn. Darin sind durchaus die Vorläufer zur heutigen Neurobiologie, ihrem Konzept der Neuroplastizität, ihrem Bekenntnis zur zerebralen Pathogenese der psychischen Krankheiten, ja zur neurobiologischen Vorbedingung jedes mentalen Geschehens zu erkennen.

Die Ätiologie-Annahmen der zerebralpathologisch orientierten Psychiater waren teilweise der romantischen Bewegung der „Psychiker" oppositionell, vielfach aber verknüpft. So erkannte der von den Somatikern viel verachtete Heinroth das Funktionieren des Körpers und besonders des Gehirns als Vorbedingung für psychisches Leben durchaus an, brachte Gedanken zur psychischen Ökonomie und zur Psychodynamik ein. Ideler hat dann die Psychodynamik besonders von Wahnbildungen aus verständlich-lebensgeschichtlichen Wurzeln, als

Selbstrettungsversuche (im Gefolge von Reil und Langermann) entwickelt. Später wurde er von materialistischen Naturwissenschaftlern (z.B. E. Bleuler) nicht verstanden, aber entwertet und heute ist er, ein früher Vertreter anthropologischer Psychiatrie, weitgehend unbekannt. Dazu trug auch bei, dass die Psychoanalyse die Entdeckung „wahrer" Psychodynamik für sich in Anspruch nahm.

Griesinger kann als wichtige Gestalt für eine abgewogene, Psychisches und Somatisches einbeziehende Psychiatrie gesehen werden. Zwar vermutete er zerebrale Pathologie bei allen psychischen Krankheiten, direkt (vererbt oder erworben) oder indirekt, indem psychische Vorgänge sich auf die Hirnfunktion auswirkten. Aber eben in diesem Aspekt blieb er für psychologische Vorgänge offen. Seine Nosologie war noch gar spekulativ vom Beobachtbaren (vor allem der Langstreckenverläufe) abgehoben: er war ein prominenter Vertreter der Doktrin der „Einheits-Psychose". Es gebe nur eine psychische Erkrankung und diese durchlaufe verschiedene Stadien.

Dem konnten die Psychiater nicht folgen, die selbst jahrzehntelang in täglicher Anschauung Patienten sahen. Da gab es verschiedene Verläufe und Ausgänge in Heilung, in Restzustände, in allgemeinen geistigen Niedergang (Demenz). Aber Griesinger gab mit seinem (unrealistischen) Konzept der Einheitspsychose der Verlaufs-Beobachtung grosses Gewicht. Da konnte Kahlbaum einsetzen, der die Verknüpfung von klinischen Erscheinungsbildern (Syndrome unterschiedlicher Komplexität) mit der Längsschnittperspektive auf den Verlauf und Ausgang für die Krankheitsbestimmung forderte. Die Ursachen waren nicht bekannt, konnten also nicht für eine Nosologie herangezogen werden. Die Ätiologie musste nach der Abgrenzung von Syndrom-Verlaufs-Gestalten gesucht werden. Die Überlegungen zur Ätiopathogenese schlossen die Disposition (Prädisposition, Vulnerabilität) ein.

Prädisposition, Vulnerabilität, Psychasthenie

Von der Prädisposition, Disposition als Gefährdung für Krankheiten war schon früh im 19. Jahrhundert die Rede. Die meisten Psychiater postulierten sie (z.b. Esquirol), nahmen verschiedene Schädigungen dafür kausal in Anspruch (exogene wie Alkohol, Geschlechtskrankheiten, Familienzerrüttung, Onanie, kulturelle wie Armut). Canstatt verknüpfte die Disposition terminologisch mit „psychischer Vulnerabilität" (1841), die er als reizbare Schwäche, Irritabilität, Tendenz, aus dem psychischen Gleichgewicht zu geraten, auffasste. Sie war nicht spezifisch für bestimmte Erscheinungsbilder (schon gar nicht für „Krankheiten", die damals ja noch nicht „erfunden" worden waren).

Man beobachtet bei vielen Individuen, die man noch nicht geradezu geisteskrank nennen kann, einen solchen Hochstand der psychischen Erregung, dass es nur eines geringen Anlasses bedarf, damit wirkliche Alienation entstehe. Wir nennen diese psychische Vulnerabilität und die meisten Gelegenheitsursachen, welche die Geisteskrankheit ins Daseyn rufen, finden bereits diese Prädisposition vor. (Canstatt 1841, 329)

Auch Griesinger (1845), einer der frühen Ich-Psychopathologen, schrieb zur psychischen Konstitution als einem Gefährdungsmoment, bestehend in einer Labilität, Empfindlichkeit und Überreagibilität:
Von der Art und Weise und von der Leichtigkeit, mit der das Ich in der Form der Gefühle und Gemütsbewegungen afficiert wird, hängt allerdings ein grösserer Teil der psychischen Reaktionsweisen des einzelnen Menschen und damit der individuellen Eigenthümlichkeit ab (44).
(...) die grössere psychische Empfindlichkeit, (...) den Zustand, wo jeder Gedanke auch zu einer Gemüthsbewegung wird, daher den raschen und leichten Wechsel der Selbstempfindung und der Stimmungen (...) (117).

Als eine besondere Disposition erschien die Bereitschaft zur Abspaltung bestimmter mentaler Funktionen. Pierre Janet griff das zum Paradigma der Assoziationspsychologie gehörige Dissoziations-Konzept auf. Das Studium der heute Dissoziative Störungen genannten Erscheinungen (einzelne Funktionen wie Gedächtnis, Sensorik, Phonation, Sensibilität, Psychomotorik abgetrennt) sowie der Multiplen Persönlichkeiten mit alternierenden Subpersönlichkeiten führte zur Interpretation dieser polymorphen Pathologien als Ergebnis von Dissoziationen.

Da war die Frage drängend: wer, welche Persönlichkeit „hat" einen „schlechten" Zusammenhang, eine schwache Kohärenz, ein geringes Synthesepotential, ist wenig konsistent – und ist daher für Dissoziation bei schon geringen äusseren (Trauma, Schock u.ä.) oder inneren Anlässen (z.B. Erinnerungen, flash back u.ä.) gefährdet? Wer zerfällt unter den Belastungen des Lebens, sogar solchen, die die Mehrzahl ohne solche Folgen besteht? Es lag nahe, hier eine (spezifische?) Schwäche zu vermuten: der Name „Psychasthenie" war erfunden. Kein Befund, sondern eine Annahme, die sich aufdrängte. Dann konnte man versuchen, deskriptive Kriterien zu sammeln: fluktuierende Ich-Zustände, Labilität der Stimmung (die spätere „emotionale Instabilität" der Boderline Persönlichkeiten), überschäumende Emotionen, Impulsivität, Schwäche der Selbstkontrolle, Störbarkeit im Erinnern, Konzentrieren, im konsequenten Denken, körperliche Zeichen einer besonders „engen Verbindung" von Psyche und Soma (vegetative Labilität, Ohnmachten, Anfälle, Lähmungen und Sensiblitätsausfälle ohne neurologischen Befund).

Es ist vielleicht der Einfluss Charcots und seiner induzierenden Vorführung der Hysterie (die er somatogen deutete) im Hörsaal, dem Theatrum, dass die dramatisch-hyperkinetischen, lauten, ausgesucht labil schwankenden „Hysteriker" so sehr und bis heute („histrionische"

Persönlichkeiten) die Vorstellung von gefährdeten Menschen bestimmen. In vielem ist das Denkmodell „Borderline Persönlichkeit" das Nachfolgemodell geworden.

Das ist in meinem Verständnis einseitig. „Es gibt" unter den Psychasthenikern die stillen, zurückhaltenden, scheuen, undramatisch leidenden Menschen, oftmals ausgeprägt und lange depressiv, voll Lebensangst. Im Kern ist vielfach schlechtes Selbstgefühl, sogar Selbstanschuldigung, -entwertung, -schädigung (Anorexie, Automutilation, Autointoxikation ohne Sucht). In variablen Situationen können solche Menschen sehr verschiedene „Gesichter" aufweisen. Sie können bei Bedarf, z.B. in der Not von Mitmenschen, grosse Kraft, gezieltes Handeln, Durchsetzung und Durchhaltevermögen, Zähigkeit, erstaunlich angstfrei, aktualisieren. Sie haben ein feines Gespür für Zwischenmenschliches. Aber das eigene Innere ist introspektiv wenig zugänglich, oft gar nicht verbal in den kommunikativen Raum einer Psychotherapie eingebracht. Es sind oft sehr gute, feinfühlige, sensible, sympathiefähige, verständige und hilfsbereite Menschen, die aber sich selbst gegenüber solche Qualitäten nicht aktualisieren können. Das ist wie abgetrennt. Dann und wann geraten sie in Ausnahmezustände des Bewusstseins (Trance-ähnliches Umfangensein mit teilweiser Aufhebung der Selbststeuerung), in denen sie versinken. Das kann eine Situation sein, in der Automutilationen geschehen, leider oft repetitiv oder gar eskalierend in Ausdehnung und Schwere der Selbstschädigung. Mit der Erfahrung kann bei manchen dabei eine gewisse Self-monitor-Funktion erhalten bleiben, die „zu dosieren" weiss.

Auch da kann man Spaltungen, Dissoziationen vermuten. Da ist ein Nebeneinander, eine Unverbundenheit, eine Nicht-Abstimmung von sthenischen und asthenischen, hoch und tief sensiblen, erregbaren Persönlichkeitszügen.

Die Vulnerabilität (i.S. von Canstatt unspezifisch betreffend die heute gängigen Krankheits-Einteilungen) ist graduell verschieden zu denken, nicht in einem dichotomen, sondern in einem dimensionalen Modell.
Und: Vulnerabilität muss nicht generelle Schwäche bedeuten, sondern ist zu befragen: vulnerabel für welche Art von Belastungen, Kränkungen? Die Vorgeschichte von Ausbeutung, Missbrauch, Trauma kann solche späteren „Trigger" in Form von Flash-backs plausibel machen.
Vulnerabilität kann nur bestimmte Gefährdungs-„Stellen" betreffen, z.B. Selbstgefühl, Kränkbarkeit durch Demütigung, Identitäts-Ansprüche (auch Gender), Emotionsregulierung, soziale Einordnung (z.B. Subordination beim Militär).
Die Persönlichkeit ist vielfach facettenreich. Einzelne Facetten können vulnerabel sein, andere robust.
Vulnerabilität ist immer in Relation zur *Resilienz* zu sehen, der Widerstandskraft gegen das Aus-der-Bahn-geraten, Aus-dem-Häuschen (des Selbst)-Geraten. Die Resilienzfaktoren sind vielfältig: intellektuelle (Einsicht, Verstehen), emotionale (Bindungs- und Beziehungsfähigkeit), Flexibilität und Elastizität im Auffassen und Reagieren etc.
D.h.: Vulnerabilität ist immer zu befragen: durch welche Schädigung verletzlich? Wodurch und wie gut kompensiert durch Resilienz-Potential?

Das Gleichgewicht von Verletzung und Schutz
Verletzlichkeit und Widerstandskraft, diese beiden Konzepte müssen in gegenseitiger Abhängigkeit gesehen werden und stets auch in der Frage: wodurch verletzlich, wogegen gefeit? Es geht um die jedem Organismus inhärente Balance zwischen Verletzbarkeit und Robustheit. Zur Verletzung, zur Manifestation von Psychopathologie, sei es episodisch, sei es permanent, kommt es bei einem Ungleichgewicht zwischen Verwun-

dung und resistierenden und reparativen (autoprotektiven, autotherapeutischen) Kräften. Beide Konzepte müssen dimensional (unterschiedliche Quantität), nicht kategorial verstanden werden.
Bei extremer Belastung wird früher oder später fast jeder zusammenbrechen – das wissen die Folterer weltweit. Empfindliche, verletzliche Individuen mit wenig Schutzmöglichkeiten werden in durchschnittlichen („normalen") ungünstigen innerpsychischen und interpersonellen Verhältnissen, wie sie fast jeder Mensch auf seinem Lebensweg zu bestehen hat, kurzzeitig oder dauerhaft erkranken, d.h. infirm, dysfunktionell werden. Extrem disponierte Persönlichkeiten (aus welchen Bedingungen immer zustande gekommen) sind u.U. so wehrlos, schutzlos innerem Ungleichgewicht, Konflikten, Widersprüchen oder äusseren Belastungen ausgesetzt, dass sie aus dem Geleise der Dekompensation nicht mehr heraus kommen.

Die Ätiologie von Vulnerabilität und Resilienz ist „komplex" zu sehen: da sind zerebrale und andere Gefährdungen prä-, peri-, postnatal möglich, hereditär-genetische Schwächen, biographische Ereignisse (negative wie Trauma, positive wie die Erfahrung von Geborgenheit, Liebe) in Kindheit, Jugend oder im Erwachsenenalter. Das Holokaust-Syndrom und das Postwarsyndrom, chronische posttraumatische Belastungsstörungen, belegen, dass Vulnerabilität erst im Erwachsenenalter als Schadensfolge „gesetzt" werden kann. So argumentativ „handlich" das alte Konzept der Disposition, der Gefährdung für die Manifestation von psychopathologischen Symptomen oder Syndromen ist, so sehr die „Idee" (!) einer nosologisch unspezifischen, Somatisches und Psychisches umfassenden Vulnerabilität im Sinne einer allgemeinen Morbiditäts-Anfälligkeit einleuchtet – so befruchtend ist das Konzept für das Nachdenken und das forschende Herausarbeiten sowohl von

Persönlichkeitscharakteristika und psychologischen (neuro-psychologischen) Merkmalen und ihren triggernden Randbedingungen als auch von somatischen („biologischen") Markern. Diese Mess-Parameter weisen heute in die Richtung einer genetisch determinierten konstitutionellen Entzündungs-Reagibilität und Immun-Kapazität (wahrscheinlich über bestimmte Lipidmetabolismen), die so verschiedenen Syndromen wie Rheumatismus, Diabetes, Bluthochdruck, Arteriosklerose (und die zerebralen und kardialen Folgen), Neurodermitis, Asthma zugrunde liegt – deren Korrelation mit psychopathologischen Syndromen heute deutlich geworden ist (Stassen 2006/7). Da sind viele spannende Fragen offen: was bewirkt denn, dass ein Mensch ein depressives Syndrom verschiedener Färbung, ein anderer ein schizophrenes Syndrom manifestiert? Faktoren der Persönlichkeit, der Intensität (Quantität der Störung), der Zeit (lebensgeschichtlicher Abschnitt)? Gibt es vielleicht auf der Unspezifität der Vulnerabilität superponierte Dispositions-Faktoren?

Diese können genetisch oder nicht-genetisch sein. Das Zustandekommen von Vulnerabilität/Resilienz muss in biologischen (somatischen, genetischen und non-genetischen, z.B. zerebralpathologischen), psychologisch-charakterologischen und sozial-kulturellen Bereichen gesucht werden. Rein hereditäre Ableitungen genügen nicht und umso weniger, je weiter der Horizont der Vererbungsforschung geworden ist.

Schematisch kann man die Ätiologie-Deutungen so einteilen:

endogenistisch	exogenistisch
genetisch-hereditär	*organische Schäden*
zerebrale Morphologie	prä-, peri-, postnatal
Physiologie, bes.	zerebrale Entwicklung
Immunsystem	

psychologisch	*psychologisch*
Persönlichkeit,	Traumen, Missbrauch
Charakter, Temperament	
psychoanalytisch	*psychosozial*
Triebe	Traumen, Missbrauch
„innere" Konflikte	Ausbeutung, Entwertung u.
(endopsychisch)	Unterdrückung, Ausgliederung u.ä.

Was einem potentiell vulnerablen Menschen zum Trigger der Dekompensation wird, ist höchst individuell. So auch die persönliche Reaktion: welche Art von psychopathologischen Symptomen oder Syndromen ein Mensch auf welchen Auslöser oder auf eine Kette „stiller", verborgener Auslösefaktoren, die einmal die Schwelle des Kompensierbaren überschreiten, manifestiert, geschieht in einer ganz individuell-idiosynkratischen Konstellation. Diese kann man bei guter Kenntnis eines Kranken oftmals ganz gut „erspüren", sogar verstehen. Aber eine schlüssige Erklärung, die reliabel und valide oder gar behandelbar wäre, lässt sich meist nicht ableiten.

Es ist das Unglück der Endogenitäts-These, dass sie verhindert, nach einem prüfbaren Zusammenhang von für eine unverwechselbare biographische Identität idiosynkratisch be- und überlastenden Erfahrungen mit psychopathologischen Manifestationen zu forschen. Was wird für welche Persönlichkeit nach Alter, Lebensabschnitt, Sozialsituation zum pathogenen Faktor – oder zu einer Kette solcher? Welche zeitliche Relation besteht zwischen schwächenden (z.B. entwicklungshemmenden) Ereignissen, psychologisch und/oder somatisch, und Psychopathologie? Wie weit müssen pathogenetisch relevante Ereignisse bewusst gewesen sein oder jetzt bewusst sein, wie weit müssen sie erinnerbar sein?

Den klinisch-therapeutisch engagierten Psychiater interessiert (ausser den somatischen Parametern) die Charakterisierung der Persönlichkeit vulnerabler Menschen – dabei immer auch im Blick das Resilienz-Potential.

Vulnerabilität und Resilienz sind in der Persönlichkeit gespiegelt. Man darf dabei aber nicht erwarten, dass sich diese Eigenschaften je gerade zeigen, weil ihre Aktualisierung ja von der lebensgeschichtlichen Erfahrung, Beanspruchung, Belastung abhängt. Auch im Allgemeinen gilt ja, dass viele Persönlichkeitszüge („Facetten") sich erst in bestimmten Situationen zeigen, manche dem Aussenstehenden verborgen bleiben. Was jemanden zusammenbrechen lässt (durch Trauma, Kränkung, Enttäuschung, Unglück, Konflikte) und u.U. in das Geleise lange dauernder oder wiederholter psychopathologisch begründeter Dysfunktionalität drängt, wissen wir bestenfalls *nach* solchen Ereignissen. Und was jemand aushält, welchen Belastungen er stand hält, welche er „abfedern" kann, ja, an welchen er/sie gar wächst, erstarkt („was mich nicht umbringt, macht mich stärker", Nietzsche), das erfährt man erst aus der Lebensgeschichte.

Die Eigenschaften vulnerabler Persönlichkeiten können „latent" bleiben, verborgen in geschützten Lebensläufen. Das Bereitschaftspotential „Vulnerabilität" lässt sich vielleicht in bestimmten Lebensübergangszeiten ahnen: Pubertät, Adoleszenz, Involution, dazwischen allenfalls bei „Stabilitäts-Proben" wie Verliebtheit, Heirat, Elternschaft, Verlusten, Migration, Arbeitslosigkeit u.dgl.

Die Auslöseereignisse, die Vulnerabilität zur Manifestation bringen, sind idiosynkratisch persönlichkeits-spezifisch (ähnlich wie die Anstösse zu Rezidiven). Bei individuell bestimmten Belastungen (mnestisch, kognitiv, affektiv, interpersonell, aber auch „exogenen" Einflüssen, wie Halluzinogenen, non-pharmakologischen Bewusstseinsveränderungen in psychedelischen Workshops, Meditationsgruppen u.ä.) wird die Relation Vulnerabilität-Resilienz (die grundsätzlich bei jedem Menschen wirkt) allenfalls aus dem Gleichgewicht gebracht. Dann bricht das Widerstands-Ausgleichs-Durchhalte-Vermögen zusammen und psychopathologische „Störungen" werden manifest. Die anamnestisch erhebbaren Vulnerabilitäts-Charakteristika einer Persönlichkeit kann man auch bei bisher nie erkrankten Menschen beobachten – sie hatten das Glück, nie für sie idiosynkratisch pathogenen Belastungen ausgesetzt zu sein, oder sie haben ein anderes Potential von Resilienzfaktoren, das ihre Schwäche kompensiert, z.b. Soziabilität, so dass sie in einem Sozialnetz gestützt, u.U. aufgefangen werden.

Der Kliniker kann durch eine eingehende Anamnese schon ein tentatives Bild gewinnen, wie es bei seinem Patienten mit der Relation Vulnerabilität – Resilienz steht. Er versucht, mit dem Patienten Einsicht zu gewinnen in seine „Schwachstellen", seine „Achilles-Ferse", die ungeschützte Stelle in Siegfrieds Rücken (dort, wo ein Birkenblatt eine Lücke in der unverwundbar machenden Schicht bewirkte).

Zur Geschichte der Konzepte

Der Ausdruck „psychische Vulnerabilität" taucht 1841 bei Canstatt auf; er verstand darunter eine „reizbare Schwäche" der Persönlichkeit, die schon auf geringen Anlass in eine Psychose gerate.

Dieser Begriff „psychische Vulnerabilität" ging hervor aus dem damals schon mindestens ein halbes Jahrhundert gebrauchten Konzept der Disposition. Dieses Wort nennt die Bereitschaft, Veranlagung, Gefährdung für psychische Störungen mannigfacher Art. D.h. genauer besehen, ist die dominante Traditionslinie von Disposition zu Vulnerabilität von der Idee der Gefährdung (also negativ) bestimmt. Dabei konnte unter Disposition ja durchaus auch ein positives Potential von elastischer

Widerstandskraft, Adaptations- und Coping-Fähigkeit, also Resistenz und Resilienz verstanden werden. Diese Aufmerksamkeit auf protektive Faktoren, die sogar in schwierigen Verhältnissen gegen eine Dekomposition schützen, kam erst spät im 20. Jahrhundert in der Kinder- und Jugendforschung von Psychologie, Pädagogik, Soziologie, Psychologie, Psychiatrie auf.

In der Erwachsenenpsychiatrie gab das Werk von Zubin von 1985 (das ohne Kenntnis der Vorläufer im 19. Jahrhundert entworfen worden war) Anstoss zur regen Diskussion um das Wesen der Vulnerabilität, ob sie physisch-zerebral, hereditär, erworben, gar toxisch (Halluzinogene), psychosozial, besonders durch Traumatisierung (Missbrauch, Inzest u.ä.) zu deuten sei. Es dauerte dann wieder Jahre, bis der dynamische Gegenpol zur Vulnerabilität, die Resilienz, als protektives oder salutogenetisches Potential gewürdigt wurde.

Das Beispiel: die Haut

An sich ist jedes Lebewesen, jeder Organismus und jeder Teil von ihm vulnerabel, in einer das Überleben ermöglichenden Balance zwischen Vulnerabilität und Resilienz. Schädigendes Agens und Verletzlichkeit treffen zusammen.

Die menschliche Haut (das grösste Organ) eignet sich gut zur Vergegenwärtigung der Verhältnisse. Konstitutionell gegeben sind Robustheit und Pigmentgehalt. Das Lebensalter bringt ständige Veränderungen von der zarten Kinderhaut über die Festigkeit beim Erwachsenen bis zur fragilen Greisenhaut. Die Belastungen sind vielfältig von der Exposition, Lokalisation, dem Gebrauch (z.B. schwielige Arbeitshände), der Beanspruchung (z.B. die vom sterilisierenden Waschen überbelasteten Chirurgenhände). Die verschiedene Verletzlichkeit der Haut und ihre „Resilienz" kann sich nur bei Beanspruchung, Stressoren, Belastungen,

Schädigungen „zeigen": mechanisch stumpfe (Schlag, Reibung), scharfe, spitze (Nägel, Messer, Glassscherben), toxische (z.B. Säure), Strahlen (Sonne, UV, Röntgen), Hitze – Kälte „zielen" auf verschiedene Vulnerabilitätsaspekte und Widerstandsmöglichkeiten. Dieses Bild der Haut-Vulnerabilität gibt eine Ahnung von der Kompliziertheit der Verhältnisse „in der Psyche".

Die Ätiologie-Deutungen zwischen „angeboren" und „erworben"
Die Suche nach den Ätiologie-Faktoren muss sich vor einseitigen Festlegungen hüten. Am weitesten verbreitet ist die Deutung als konstitutionell gegeben, wobei ausser den hereditär-genetischen Faktoren (die heute in der Genforschung hoch aktuell sind) auch pränatal, intrauterin erworbene Schäden vor allem der zerebralen Entwicklung in Betracht zu ziehen sind. Die pränatale Psychologie erwägt psychische Einflüsse auf das werdende Individuum als Kausalfaktoren späterer Psychopathologie, im Extrem z.B. unerwünschte Schwangerschaft, Abtreibungsversuche, ambivalente Einstellung zum kommenden Kind. Aber wir wissen nicht, wieviel im Mutterleib „erlebt" werden kann. Beobachten kann man nur „Reaktionen".

Die perinatalen Geschehnisse sind schon deutlicher in psycho-soziale (Angst, Ablehnung, Unsicherheit, Depression der Mutter) und physische zu trennen: Geburtskomplikationen, Asphyxie, Rhesusunverträglichkeit etc.

Diese *Dichotomie der Perspektiven ist im postnatalen Bereich noch deutlicher:* somatische, *exogene Faktoren* (zerebrale Schäden, Fehlbildungen, toxische Einwirkungen, bes. Halluzinogene) und *„experientielle" Ereignisse,* also negative Erfahrungen intrapsychischer Natur (Widersprüche, Ambivalenzen, Konflikte), interpersoneller, psycho-sozialer Art (Inzest, anderer Missbrauch, emotionale Kälte, Alienation, Gewalt u.v.a.).

Psychotraumata: was als Trauma „angesehen", bewertet wird, ist zu differenzieren. Ein auf Traumaätiologie psychischer Störungen eingeschworener Beurteiler kann seine Sicht auf seine Patientinnen (Opfer) übertragen; Publikationen, Medien können scheinbare Erinnerungen induzieren (s. false memory syndrom, in positiver, konfirmierender und negativer, verleugnender Richtung, bei Opfern und Tätern oft konträr). Es gibt offenkundige Traumen und nur vermutete, bewusste und erinnerte, unbewusste (amnesierte, dissoziierte). Massive Traumen nach dem Kleinkindesalter sind kaum glaubhaft „vergessen", eher vielleicht zwar als Geschehen bewusst, aber als Trauma nicht (noch nicht) „realisiert", gewahr geworden. Es gibt auch nicht böswillig gesetzte Traumen: Krankheiten (besonders frühe), medizinische Eingriffe, Beschneidung, Streit, Scheidung, neue Partnerin (neuer Partner) eines Elternteils, Trennung von der Familie durch Krankheit der Mutter, psychische Krankheit(en) in der Familie.

Traumen können einmalig, mehrfach, kontinuierlich statt gefunden haben, dazu ist zu klären, in welchem Lebensabschnitt. Die Art des Traumas, z.B. innerfamiliärer Streit und Gewalt, Ausbeutung, zu frühe Parentifizierung, sexueller Missbrauch u.v.a. und der Lebensabschnitt der traumatischen Einwirkung ist zu differenzieren. Eine Häufung scheinbar „kleiner" Traumen, z.B. Vernachlässigung, Spott, Hohn, Erniedrigung, Demütigung, zu früher Druck, Elternfunktionen gegenüber Geschwistern zu übernehmen oder Fürsorge und Pflege an den Eltern (also eine Art Rollenumkehr) kann summativ wirken. Die Schwere von Traumen (Gewalt, sexueller Missbrauch, Todeserlebnisse im Krieg) ist in Relation zu der Vulnerabilität, der Vorerfahrung in der eigenen Lebensgeschichte und in der Subkultur (z.B. Soldatenkinder) in der Kombination traumatischer Erlebnisse zu setzen. Ausgleichserfahrungen, z.B. in sozialer Unterstützung (die gute Grossmutter,

Tante) und Kontrasterfahrungen (Sonderstellung als Vaters Liebling, Rivalität mit der Mutter, Verwöhnung) sind zu berücksichtigen.

Die Verhältnisse werden noch schwieriger zu überschauen, wenn man die Wechselwirkungen in Betracht zieht: wie eine u.U. geringe somatische (z.b. zerebrale) Schwäche die Verletzlichkeit und Wehrlosigkeit gegenüber negativen Erfahrungen vergrössert.
Auch körperliche Variationen (z.B. Missbildungen z.b. des Gesichtes, Klumpfuss, Minder-, Zwergwuchs u.v.a.) können ein Individuum in das Abseits treiben, dem Spott und Hohn preisgeben, der Scham, der Demütigung und Entwertung gegenüber wehrlos machen, also höher vulnerabel gegen weitere Selbst-Kränkungen, die dann krank machen, pathogen sein können: zum Zusammenbruch des Ich-Bewusstseins führen.
Ein Beispiel für eine psychosozial bestimmte Vulnerabilität ist die überenge Abhängigkeit eines heranwachsenden Jugendlichen von seiner verhärmt-verbitterten alleinerziehenden Mutter. Wenn da in der Pubertät noch inzestuöse Elemente dazu kommen (gemeinsames Bad des 16-Jährigen mit der Mutter), so kann das zur Dekompensation in ein katatones Syndrom führen (eigene Beobachtung).
Die Rekrutierungspsychose zeigt die Dekomposition eines bisher in der familiären Geborgenheit lebenden jungen Mannes, der seine Unreife und heterosexuelle Unerfahrenheit in der Jungmänner-Gesellschaft der Rekruten als Bedrohung seiner Identität erlebt und Stimmen hört, die ihn der Homosexualität beschuldigen. Ähnliche Interpretationen bieten sich für die Psychodynamik der Psychosen an, die beim Eingehen einer verpflichtenden Partnerschaft (Verlobung, Ehe), bei Übernahme der Elternrolle (Vater, Mutter), Verzicht auf ein Eigenleben durch Loyalitätsbindung an ein Elternteil auftreten.

Die Frage spezifische vs. unspezifische Vulnerabilität
Die Disposition für psychiatrische Erkrankungen, die „psychische Vulnerabilität", das sind Konzepte *vor* der Zeit der Kraepelinschen Krankheitskonstruktion – schon deshalb sind sie hinsichtlich diagnostischer oder gar vermeintlicher nosologischer Entitäten nicht festgelegt; sie sind „pränosologisch". Heute, da wir diese im ICD und DSM als neokraepelinianisch fortgesetzte Tradition, in der immer noch Diagnosen (als Typengliederung) mit Krankheiten gleichgesetzt werden (im Sinne der nosologischen Entität, gegründet auf Einheitlichkeit der Erscheinung, des Verlaufes, Ausganges, Therapieansprechbarkeit und erfassbarer Ursache), zu verlassen beginnen und da wir uns auf den syndromalen Forschungsansatz besonnen haben, sind wir wieder näher der vorkraepelinschen Aera der Syndromorientierung (statt Krankheitskonstruktion, Nosopoiesis).

Daher „müssen" Vulnerabilität und Resilienz zunächst als die heutige Diagnostik übergreifend, ja sogar die Dichotomie „psychische Krankheit" vs. „somatische Krankheit" überschreitend verstanden werden: transnosologisch, transdiagnostisch.

Nach Zubin (nicht von ihm!) wurde über eine „schizotrope" Vulnerabilität spekuliert, die hereditär, zerebral oder psychosozial erworben gedeutet wurde. Doch es gibt keine spezifischen Vulnerabilitätskriterien, die als Prädiktoren valide wären. Heute, da wir (100 Jahre nach dem ersten Gebrauch des Terminus Schizophrenie durch Eugen Bleuler 1908) die nosologische Heterogenität der schizophrenen Syndrome deutlicher ins Bewusstsein lassen, sind wir offen für die Annahme einer unspezifischen Vulnerabilität, die polymorphe psychopathologische und somatopathologische Manifestationen umgreift. Die häufige Komorbidität von Depressiven Syndromen und auch anderen psychiatrischen Erkrankungen mit kardio-vaskulären Erkrankungen, Bluthochdruck,

Asthma, Allergien, Diabetes, Immun- und Autoimmunstörungen, Fettstoffwechselstörungen verweist auf eine „breite", d.h. polymorphe Morbidität, die vielleicht in genetisch vorbereiteten Entzündungsreagibilitäten ihren gemeinsamen prädisponierenden Nenner haben.

Freilich geht da ein weites Fragenfeld auf: wie kommt es dann zu dem doch einigermassen typischen Krankheits-„Bildern", warum wird ein Mensch depressiv, ein anderer manisch oder bipolar, während ein anderer ein schizophrenes Syndrom mit entsprechender Ich-Pathologie entwickelt (Scharfetter 1995, 2000).

Da ist das Forschen gefordert: gibt es superponierte Dispositionsfaktoren (vielleicht hereditäre), die aus der unspezifischen eine zumindestens typen-syndrom-spezifische Vulnerabilität induzieren? Was sind die Präkursoren von einem ich-desintegrativen Ereignis, das temporär oder bleibend zu einem schizophrenen Syndrom führt?

Dabei ist ständig die prämorbide Persönlichkeit in der Perspektive: Auch wenn es klar geworden ist, dass es keine typische prä-schizophrene Persönlichkeit gibt, bleibt doch die Thematik da: welche Erlebnis- und Verhaltensweisen (oft nur retrospektiv zu erleben) könnten eine Bereitschaft zur ich-psychopathologischen Dekompensation anzeigen? Die Antwort wird in einer gewissen „rigiden Schwäche" des Bewusstseinsfunktionskomplexes Ich/Selbst zu vermuten sein – im Gegensatz zu den rasch fluktuierenden Ich/Selbst-Zuständen bei so genannten Borderline-Typen. Deren Instabilität scheint geradezu „schizo-protektiv" zu sein, deren Selbst ist zu fluktuierend (Quecksilber) und daher nicht so fragil (wie Glas; s. dazu Scharfetter 1999).

Kriterien von Vulnerabilität und Resilienz
Beide Konstrukte sind Komplexe aus „sichtbaren" und beschreibbaren Elementen (deskriptiver Aspekt) und aus nur erschlossenen, gedeuteten,

abgeleiteten, gar vermuteten Faktoren. Es gibt keine reliable und valide Kriterienliste, die die Zuordnung eines Menschen „psychose-gefährdet" oder „psychose-resistent" erlauben würde. Es gibt keine sicheren Prognostika aus dem prämorbiden Lebenslauf, seien es Erlebnis- und Verarbeitungsweisen, seien es beobachtbare Merkmale.

Und doch ist es klinisch sehr wichtig, die Charakteristika des prämorbiden Lebensabschnittes, die Persönlichkeit mit ihren Eigenheiten, Schwächen, Stärken wenigstens einigermassen deutlich zu erarbeiten. Denn – unabhängig von der Art der psychopathologischen Manifestation – ist die Persönlichkeit das Fundament, an dem sich das Ziel von Therapie und Rehabilitation zwischen der heilsamen „förderlichen" Forderung an Selbstsein, Selbststeuerung, Selbstschutz und der pathogenen Überforderung zu orientieren hat.

Für die Langstreckenbetreuung ist zu beachten, dass ein oder mehrere psychotische Einbrüche eine Person vulnerabler werden lassen können, rsp. die Resilienz schwächen im Sinne der existentiellen Verunsicherung, Verlust von Selbstvertrauen, resignativer Selbstaufgabe, Fixierung auf die Invaliditätsidentität, auch trotziger Verweigerung, Krankheitsgewinn etc.

Für die abtastende Erhebung erfassbarer Kriterien ist eine Gliederung in *Funktionsbereiche* nützlich; der Fokus liegt dann auf kognitiven und affektiv-emotionalen Funktionen und deren Zusammenspiel in dem Ich/Selbst.

Kognition:
Hier geht es um mehr als um Unsicherheiten der Wahrnehmungsfähigkeit und Schwächen der Aufmerksamkeitsfokussierung, der Konzentration, „Halten" der Gerichtetheit. Darüber hinaus ist die Intelligenz wichtig als Ressource des Adaptierens, des Copings.

Die Introspektion als Einsicht ins Eigene und deren Wechselwirkung mit dem Nicht-Ich ist ein wichtiger Anteil an der Selbstkontrolle. Rigidanankastische, hyperbole Introspektion und Selbstreflexion allerdings gefährdet für das Sichverirren in der autistischen Eigenwelt und beeinträchtigt realitätsgemässes Erkennen und Reagieren. Die Selbsteinsicht bedarf klaren differenzierenden Erkennens und Verstehens der eigenen und der nicht-ichhaften Geschehnisse, klar bewussten Einordnens, Strukturierens, das heisst auch Kohärenz-stiftender Kognitionen. Dazu gehört auch die Fähigkeit zu sprachlicher Bewältigung psychologischer Einsichten und psychosozialer Zusammenhänge. Schwächen in diesen Bereichen können als Vulnerabilitätsindikatoren aufgefasst werden. Besonders wichtig ist die soziale Kognition, d.i. die interpersonelle Wahrnehmung. Da wird ein ganzer Komplex von Funktionen angesprochen: die verbale Interaktion ist nur ein Teil davon. Vieles läuft hier „subliminal" und „intuitiv" ab: das Auffassen averbaler Zeichen in Mimik, Gestik, Tonfall, Stimmklang, die Ahnung, was in einem Gegenüber vorgeht (theory of mind), Emotionserkennen, Empathie. Heute hält die Neuropsychologie den Nucleus Amygdala für ein wichtiges Zentrum in einem Netzwerk zur Verarbeitung sozialer Informationen.

Affekt/Emotion:
Die „reizbare Schwäche" galt Canstatt 1841 als Indikator von „psychischer Vulnerabilität": Emotionale Irritabilität, Übermächtigung durch Affekte, Überschwemmtwerden von Gefühlen, Verlust des Ausgleiches, der Kontrolle (monitoring und control), Beherrschung der Affekte. Eine starre Stabilität der emotionalen Selbstanteile ist fragil, nicht fähig zum elastischen Bestehen der Bewegung (das eben wäre Resilienz) und somit dekompensations-, desintegrationsgefährdet.

Die Instabilität der Emotionen, das starke Schwanken, kurze Dauer, rasche Wechsel zeigt instabile Ich-Zustände (ego-states) an, die trotz Desintegrationsängsten (z.B. bei manchen Borderline-Typen) nicht zu einer psychotischen Ich-Desintegration führen müssen.

Die Emotionen, die das Ich/Selbst-Gefüge am meisten belasten, sind Ängste, Verzweiflung, Alienation, Isolation, Verlassenheitsgefühle, Verliebtheit, Sehnsucht (auch religiöse) und Wut mit ihren Auswirkungen auf Selbstzerstörung („in die Psychose rennen") und blinder Fremdaggression.

Ich/Selbst:
Ein besonderes Augenmerk muss sich auf die Konstitution des Ich/Selbst-Bewusstseins richten. Wie ist das Selbstgefühl, episodisch und im Längsschnitt? Weder Vulnerabilität noch Resilienz müssen lebenslang gleichbleiben. Dabei ist der leibliche Anteil des Selbstgefühls nicht zu vergessen: Zuhausesein in, Vertrautsein mit dem eigenen Leib, Akzeptanz, Ablehnung?

Das Selbstgefühl kann unklar, verschwommen, fluktuierend, störbar, labil oder inflexibel-rigid sein. Beides kann Gefährdung bedeuten. Das positive Selbstbewusstsein, das Selbstvertrauen zu der eigenen Kontrolle und Kompetenz: „ich kann: ich bringe etwas zustande, erreiche das Ziel, halte durch, kann mich abgrenzen, mich wehren" ist Grundlage von Selbstachtung, Optimismus, Beziehungsfähigkeit. Ein unreifes Selbst ist in bestimmten psychosozialen Situationen, die „zur Unzeit" sein erwachsenes Ich erfordern würden, für die Dekompensation seines Selbst-Systems (Ich-Bewusstseinsdesintegration) gefährdet.

Das Selbst kann positiv bewertet werden bis hin zum Bodenverlust in der narzisstischen Überhöhung und der Megalomanie. Es kann überwiegend negativ eingeschätzt werden: Minderwertigkeit, Nicht-zugehörigkeit (gerade auch des eigenen Leibes einschliesslich Geschlechtsidentität), schlechte „Geschlossenheit" und unsichere Grenzen. Das Selbst kann gross oder klein und wertlos, aber kohärent empfunden werden – oder als heterogen, uneinheitlich. Ein Selbst kann relativ einheitlich erlebt werden oder anderen erscheinen – oder mangelhaft integriert, getrennt in „artfremde" Subselves – und so eine mangelhafte Synthese anzeigen: die Disposition zur Dissoziation.

Gibt es Hinweise auf Depersonalisation, Derealisation? In welcher Situation (isoliert? in Gesellschaft? unter Fremden? in Müdigkeit? unter psychoaktiven Drogen?).

Die Ich-Grenze bedarf einer sorgsamen Beurteilung: wie sicher, gar starr und geschlossen (und so gefährdet für Zerbrechen) oder wie unsicher, durchlässig, ungenügend schützend ist sie? Das eine disponiert zu Abkapselung, Isolation, Alienation, das andere zu Diffusion, Grenzauflösung, Überströmtwerden.

Soziabilität:

Ist der Mensch offen, extravertiert, in Selbstsicherheit, Selbstvertrauen, zugehend auf andere oder zugänglich für andere, fähig zum Beziehungsaustausch ohne Identitätsdiffusion oder überstarke Abschottung? Wie stabil oder flüchtig? Oder ist er distant, isoliert, alieniert in Heimatlosigkeit und Weltfremdheit? Oder ist er verfliessend, verströmend zu einer Diffusion von Eigenem und Anderem? Kann er kognitiv und emotional, empathisch mit anderen partizipieren oder „reisst" er anderes in der Appersonierung an sich?

Alle diese Aspekte tragen bei zum Bild, das wir von einem Menschen als gefährdet oder als genügenden Selbstschutzes fähig gewinnen. Und sie zeigen uns auch, wie weit ein Patient Hilfe annehmen, „verwerten" kann, nicht nur angeblich (in Präsenz des Therapeuten), sondern auch nachhaltig, weiter wirkend. Ein vulnerabler Mensch kann in der Gegenwart der Therapieperson von seiner Ich-Pathologie befreit sein, fällt aber wieder hinein, wenn er allein ist. Er kann das Positive, Heilsame der Zuwendung nicht bewahren (wegen der Schwäche, Durchlässigkeit, Löchrigkeit, Fragmentiertheit seines Ichs). So kommt er nur schwer oder gar nicht zur Selbstbemeisterung (empowerment), nicht einmal auf einem reduzierten Anspruchsniveau.

Die vertiefte Anamnese
Die Einschätzung so vieler zur Vulnerabilität und Resilienz beitragender Faktoren, die dazu noch schwer zugänglich sind für das Erkennen und die Sprachfassung (in der ersten und in der dritten Person), ist schwierig und unsicher. Es gibt Hinweise auf Gefährdungen, aber keine sicheren Prädiktoren oder Prognostika. Eine vertiefte Anamnese, die viele Lebensbereiche erfassst, sollte aber doch eine ungefähre Einschätzung erlauben. Wir müssen gezielt fragen, z.B. nach dem Selbst- und Leiberleben in Müdigkeit, Anspannung, Schlafmangel, in Hunger, in fremder Umgebung, unter Drogen (Haschisch und andere psychoaktive Substanzen). Viele Menschen mit Dualdiagnosen (Drogen-Sucht und Psychosen) wissen recht genau, was welche Droge bei ihnen bewirkt, welche zu gefährlich sind (Cocain, LSD z.B.), welche helfen (Heroin, Alkohol z.B.). Die Labilität des auch leiblichen Selbstseins zeigt sich z.B. in den Veränderungen schon auf wenige Schlucke Wein, bes. auf nüchternen Magen. Deshalb gehören solche Fragen zur Anamnese. Gibt es Hinweise auf autistische Versunkenheit, Tagträumen, Wegtreten in phantastische Eigenwelten, „Absencen", Trance?

Die Bedeutung für Therapie und Rehabilitation
Eine solche Erhebung des Selbsterlebens in ihren Schwächen und

Stärken gibt wichtige Hinweise, mit welcher Grundpersönlichkeit wir arbeiten. Sie gibt Hinweise, weit über die Symptomreduktion hinaus, welche psychohygienischen Bedingungen der Selbstüberwachung und--steuerung der Patient erlernen sollte: was vermeiden, was suchen? Welches ist das rechte Mass von Sozialkontakt und Isolation? Welche Techniken des „Abspacens", des Sich-entrückens, sind gefährlich? Worin liegt eine vermeidbare Überforderung, z.B. im Sozial- und Berufsbereich, in den Zielsetzungen, intellektuellen Anspruch? Wie gefährlich sind für einen Patienten starke positive, drängende, beängstigende Leibgefühle? Wie kann er lernen, damit umzugehen, darüber mit der Therapieperson zu sprechen und so auch in diesem Bereich sozialen Lernens an sich arbeiten? Welches Mass an Schonung ist nötig, welches schädlich, weil es zu Überbetreuung, Abkapselung in der Infirmität, Hospitalismus, Institutionalismus führt? Welche Medikamente in welcher Dosis bewirken bei einem Patienten Abschirmung, Beruhigung, Befreiung von Wahn und Halluzination – welche dämpfen ihn zuviel und treiben ihn in Inaktiviät, Apathie?

Vieler solcher direkter oder indirekter, d.h. erschlossener Zeichen tauchen im Verlauf des interpersonellen Prozesses der therapeutischen Begleitung auf. Sie erlauben dem Patienten, sich selbst in seinen Schwächen, bes. den idiosynkratisch vulnerablen Gefährdungspunkten besser kennen zu lernen – und mit dem Therapeuten Bewältigungs- und Ausweichstrategien zu entwickeln und zu üben, die seine Resilienz verbessern, ihm, wie man heute sagt: empowerment, Selbstverfügung vermitteln: Vorsicht in der Lebensführung lernen, Vermeidung von idiosynkratischen Auslösesituationen (sozial, sensorisch, mentale Übungen u.ä.), achtsame innere Vorbereitung auf das Geschehen und die eigenen Reaktionen.

In dieser Art den Patienten von „islands of clearness" (Podvoll 1990) und Selbsteinsicht zu grösserer Kompetenz in der Steuerung seines Lebensweges zu vermitteln, ist eine schöne und dankbare Aufgabe. Da hat der Therapeut längst die Bescheidenheit erreicht, vom kurativen Symptombekämpfer zum Lebensbegleiter zu werden.

Symptome und Syndrome, Diagnosen

In den kulturhistorischen Prozessen des Erwachens von differenzierendem Verstand, Erkennen und Interpretation sind die Anfänge der Entwicklung der Medizin und Psychiatrie als Heil-Kunde zu sehen: Beschwerde-Bilder werden zu wiedererkennbaren Zeichen (Symptomen) einer Krankheit (disease) konfiguriert: der Beginn des diagnostischen Prozesses in Symptomatologie und Syndromen-Konstitution als kognitiven Mustern. Solche Typologien lernt der Schüler und „sieht" seine „Aufgaben-Welt", seine Patienten dann durch diese „Brille", geschaffen durch die Prägungsgewalt solcher im Sozialisationsprozess der Medizinverschulung erworbenen kognitiven Stereotypen. Da beginnt die Gefahr, in der Vielfalt menschlichen Erlebens und Verhaltens nur die erlernten Muster zu sehen und anderes auszublenden: overdiagnosing im Prägerahmen der vorgegebenen autoritären Diagnostik.

Die Kraepelin-Bleulerschen „Schizophrenien", ihr Schicksal zwischen überweitem Diagnosen-usus und Einengungs-, rsp. Abzweigungsversuchen, illustriert solche Prozesse. Ähnlich ging es früher mit der Hysterie, im 20. Jahrhundert mit Borderline, später mit den Dissoziativen Störungen.

Die Ursachen-Suche steht vor der Polymorphie der Symptomatik und deren multifaktorieller Ätiologie oft perplex da (bewilderment, Ratlosigkeit). Ähnliche Syndrome wurden bei ganz verschiedenen fassbaren Ursachen gefunden (Hirnkrankheiten, Giftreaktionen, Traumen, Kon-

flikten etc.); erkennbare Ursachen (z.B. eine Hirn-Entzündung wie die syphilitische Progressive Paralyse) konnten ganz verschiedene Syndrome „hervorbringen", ehe diese schliesslich in Demenz untergingen.
Symptome sind Erlebnis- oder Verhaltensweisen, die sich aus dem gewöhnlichen, statistisch „normalen" Bereich herausheben. Dieser Durchschnittsbereich ist nicht klar begrenzt. Erlebnisse nicht nur von äusseren Vorkommnissen, sondern Selbsterlebnisse, Befinden, Stimmungen, Gefühle, Einfälle, Vorstellungen, Phantasien, Wünsche, Strebungen, Impulse und ihre Selbstkontrolle – also das Erleben der ersten Person ist schon der Selbstbeobachtung nur teilweise zugänglich, vieles bleibt vor- oder gar unbewusst, jedenfalls nicht in Klarheit registriert und reflektiert. Vieles wird nie oder kaum sprachlich gefasst und mitgeteilt. Normen des Erlebens sind daher nur mit Vorbehalt für Standardsituationen anzugeben (z.B. Freude über ..., Verlustreaktionen).
Verhalten hingegen ist eher beobachtbar und ist für eine Kultur und deren Subkultur einigermassen als normal oder in verschiedenem Grad abnorm einzuordnen. Abweichungen sind beschreibbar und meist auch quantifizierbar. Dabei umfasst „Verhalten" ein breites Spektrum von Formen: von Haltung, Bewegung, Mimik, Gestik, Blick zu Handlungen mit Bewegungs-Aktionen und Sprachhandlungen.

Das Selbsterleben ist am ehesten in der Angabe über Stimmungen, Gefühle, Befinden erfragbar, teilweise averbal-intuitiv zu erschliessen. Die traditionelle Psychopathologie hat durchaus noch Aufgaben, die Erlebnisse in der ersten Person-Perspektive zu sammeln, ordnen, formalisieren und empirischen Studien zugänglich zu machen. Am Beispiel der Ich-Psychopathologie bei schizophrenen Syndromen ist das ausgearbeitet, auch die Verstehensverbindung von Selbsterleben und beobachtbarem Verhalten (Dritte-Person-Perspektive). Die Feststellung von

Symptomen sollte möglichst deskripitv bleiben, so wenig Interpretation und ätiologische Vermutung wie möglich enthalten. Symptome als „kleine" Beschreibungseinheiten sind keine einheitlichen Zeichen, sondern unterschiedlich komplex. Relativ „einfache" Symptome sind „Stimmung niedergeschlagen, verzweifelt", „bewegungslos" (Akinese) und „stumm" (Mutismus), „hört befehlende Stimmen" (akustische Halluzination), „wähnt sich verfolgt" (Paranoid). Solche Symptome sind aber eingebettet in andere oder verknüpft mit anderen: z.B. Verfolgungswahn und Angst und Erregung, das ist eine Symptomkombination: paranoides Syndrom – wenn noch (akustische oder andere) Halluzinationen vorkommen, spricht man von paranoid-halluzinatorischem Syndrom.

Dieses paranoide Syndrom kann als Syndrom 1. Ordnung bezeichnet werden, das paranoid-halluzinatorische als Syndrom 2. Ordnung. Wenn weitere Zeichen, z.B. Sprachzerfall, Stupor, Raptus, Paramimie, Parathymie dazukommen, ergibt sich daraus ein Syndrom 3. Ordnung. Das trägt seit Kraepelin und Bleuler den Namen „Schizophrenie".

Diagnosen bezeichnen Syndrome höherer Ordnung, nicht Krankheiten!
Die Diagnosen „Schizophrenie" und Manisch-Depressive Psychose sind Bezeichnungen von übergeordneten Syndromen. Sie nennen keine „wirklichen" Krankheiten im Sinne von „morbus": eine Einheit von Quer- und Längsschnittsyndromen gleicher Ätiologie, Behandlungsansprechbarkeit, Prognose. Diagnosen-Entitäten sind in der Psychiatrie (mit wenigen Ausnahmen von Syndromen bekannter Ätiologie) keine Krankheitsbezeichnungen, sondern Benennungen von Syndromen höherer Ordnung.

Die Diagnose phasische monopolare Depression kommt so zustande:

Symptome und Syndrome, Diagnosen

Symptome   z.B. Verbigeration (Wortwiederholungen):
                                   „Mein Gott, das Elend"
                                   Stereotypes Auf- und Ablaufen, Haare raufen
                                   Gequälte Mimik
                                   Stark reduzierte Kontaktmöglichkeit
Syndrom 1. Ordnung: depressiv erregt (agitierte Depression)
Syndrom 2. Ordnung: wenn dazu suizidale Aktionen kommen
                                   agitiert depressives Syndrom
                                   mit Suizidalität hohen Grades
Anamnese (Aussenanamnese):
                                   seit vielen Jahren jahreszeitlich gebundene
                                   Perioden eben dieses depressiven Syndroms
                                   von jeweils 3-4 Monate Dauer. Im Intervall
                                   unauffällig. Ähnliche Erkrankungen
                                   in der Familie.
Syndrom 3. Ordnung nennt die Diagnose:
                                   phasische monopolare Depression

Die Diagnose als Bezeichnung eines Syndroms höherer Ordnung erlaubt keine Aussage über die Ätiopathologie. Auch über den Verlauf kann man ohne anamnestische Angaben daraus noch keine prognostischen Aussagen ableiten. Die Behandlung ist „symptomatisch", d.h. sie richtet sich nach dem Symptombild.

Die Diagnose „Schizophrenie" kommt z.B. so zustande (es gibt sehr verschiedene Erscheinungsweisen):
Verbigeration: „Ich bin ein Mensch wie ihr"
                           Erregung, ruheloses Auf- und Ablaufen,
                           Wegrennen, Fluchtversuche

Mimik ratlos, ängstlich
Bewusstsein und Orientierung klar.
Intermittierend „weggetreten"
verminderter Kontakt: kein Augenkontakt,
gibt einsilbige Antworten, oft ohne inhaltlichen
Bezug zur Frage.
Produktive Symptome (wie Halluzinationen
oder Wahn) nicht zu erfragen.

Syndrom 1. Ordnung: Katatones Syndrom
Erregungszustand mit Angst und
Kontaktreduktion. Die stereotype Verbigeration
„Ich bin ein Mensch wie ihr" wird vermutlich
das veränderte Ich-Erleben ausdrücken: ich
fühle mich nicht mehr sicher als Mensch wie
andere Menschen, mir geht die Identität als
Mensch verloren.

Syndrom 2. Ordnung: Ich-Identitäts-Störung bei katatonem Syndrom
Syndrom 3. Ordnung: Schizophrenie, katatone Unterform.

Die Komplexität der Syndrome
Am Beispiel schizophrener Syndrome kann die Komplexität psychopathologischer Syndrome geahnt werden. Die systemische Interaktion von Ereignissen (in Entwicklungsabschnitten) und der Reaktions-, Abwehr-, Kompensationsversuche in autotherapeutischer Anstrengung darf nicht nur als innerpsychisches Geschehen isoliert betrachtet werden; das ist ein Abstraktum, wie schon die Unterscheidungen innen/ aussen, psychisch/somatisch als gängige Tradition des okzidentalen Denkens bedacht werden müssen. Die Folgen für die Leib-Seele-Interaktion, Zugänglichkeit eigenen und gar fremden Innenlebens sind

deutlich. Innerpsychisches ist stets mit Interpersonellem, ja auch über das Zwischenmenschliche hinaus als Mitweltliches mutuell (wechselseitig) verknüpft. Die soziale Interaktion wirkt auf die Verarbeitungs- und Reaktionsweisen ein und umgekehrt. Die Psychose selbst ist als „Kreation der Verzweiflung" (sinngemäss nach Ideler 1847) des bedrohten Ich aufzufassen, des vom Zerfall bedrohten Ich-Bewusstseins, das „um seine Reorganisation ringt" (Ideler) und dabei manchmal gar achtbare Leistungen vollbringt. Der Psychiater sieht eher die misslungenen Anstrengungen, denn wenn die Reparationskräfte genügen würden, so wäre der Patient nicht mehr krank im Sinne von dysfunktionell, infirm: er könnte seine Lebensaufgaben (bei nicht allzu extremen Bedingungen) wieder bewältigen.

In Idelers Verständnis laufen im Gesunden und Kranken nicht grundsätzlich verschiedene Vorgänge ab, sondern es waltet das gleiche „innere und ursprüngliche Gesetz der Seele":

Nur darüber darf ich mir einige Bemerkungen erlauben, dass auch im Wahnsinn das innere und ursprüngliche Gesetz der Seele noch in seiner ganzen wesentlichen Bedeutung waltet, dass nach demselben ihre schöpferische Kraft rastlos thätig ist, und dass sie nur von einigen nothwendigen Bedingungen ihres Wirkens abweicht, und deshalb mit sich selbst in Widerspruch gerät, dessen Erscheinung, weit entfernt einen auf Selbstzerstörung hinarbeitenden Geist zu verrathen, vielmehr sein stetiges Streben nach unendlicher Entwickelung des Bewusstseins, wenn auch unter mannigfacher Hemmung und Verkümmerung zu erkennen giebt (Ideler 1842, 5).

Die Syndrome Depression, Manie, Schizophrenie
Depressive Syndrome
Wer nicht in Wohlbefinden das Leben geniesst, ist heute in der

Wohlstandsgesellschaft schon der Pathologie verdächtig. Das für die Depressions-Diagnose und die „Affektstörung" mancher Schizophrener „benützte" Anhedonie-Symptom ist so charakteristisch für den Hedonismus der wohlhabenden Länder und die Kultur von demonstrierter „happiness" (im Hellenismus die gesuchte Eudaimonie, Euthymie, Euphorie).

Wer leidet (Compassio = Sympathia, Empathia) am Zustand der Welt, der Zerstörung der Lebensgrundlage auf der Erde, der Rücksichtslosigkeit, von Gier und Lust getriebener Ausbeutung, den Kämpfen um Macht, Einfluss, Geld, Ölquellen, an der conditio humana (der eigenen und der der Anderen) und dem Negativen im Menschen – der ist nicht „euthym". Er erhält die Etikette „Dysthymie", Schwermut als Persönlichkeits-Störung. Die Griechen kannten die Ausdrücke Dysthymía, Dyskoliá, Dýsthymon, Melancholiá, Bradythymía (dies betont die Verlangsamung des gesamten Lebensschwunges).

Wer sich frohmütig, beschwingt, freudig, strahlend, glücklich fühlt, ist für manche „symptom hunters" (Ornstein) schon hypomanie-verdächtig – und schon schwebt die Diagnose manisch-depressive „Affekt-Störung" über ihm. Denn „reine Euthymie", Eudaimoniá, ist so selten wie eine reine „euthyme Manie" – ohne dysphorisch-morosen, aggressiven oder depressiven Beiklang. Ein solch glücklicher Maniker sagte einmal: „Wenn es wahr ist, das Gott die Welt erschaffen hat, so geschah es in einer Manie. So schön ist die Welt, so schön ist die Manie".

Sogar so scheinbar übersichtliche Leidensformen wie die „depressiven Syndrome" enthalten in der Lehrbuch-Darstellung oder den Diagnosen-Manualen die Elemente der impliziten Normenvorstellungen der Autoren (als Repräsentanten ihrer Kultur) und die Gewichtung der „Symptome" nach Anschauungsgut und Persönlichkeit des Psychiaters. Die Sprachwahl gibt schon einiges davon kund; wie weit die Persönlichkeit als Träger des Leidens anerkannt wird (A. „ist" depressiv) oder ob die Krankheit Depression als etwas Nicht-Zugehöriges, Angeheftetes, Fremdes, zu Beseitigendes reifiziert wird (A. „hat" eine Depression). „Depressiv-Sein" nennt eine Befindlichkeit, Gestimmtheit, Seinsweise der Person. Der Ausdruck „Depression haben" nennt etwas „Appliziertes", Angeheftetes, wie eine Zecke oder einen Blutegel. Depression wird konzeptionell eingegrenzt – psychologisch auf Stimmungstief und Antriebsarmut oder auf das vermutete Kernsymptom der Vital-Depression (Leben auf Sparflamme reduziert) oder auf die drei negativen Kognitionen (Selbst, Welt, Zukunft). Sie wird „lokalisiert" in der Affekt-Psyche – neurobiologisch im Nucleus amygdalae oder Nucleus acumbens des Limbischen Systems. Rasch folgt die Bekämpfung oder „Austreibung" der Depression durch elektrische oder magnetische Irritation dieser Regionen – die „moderne" neurobiologische Version des Exorzismus.

Depressive Syndrome dürfen nie nur auf „Affektstörung" und Antriebsverminderung reduziert werden. Ja sie zeigen gerade, wie falsch es ist, sie als „Affektkrankheiten" zu isolieren. Die integrative Verflochtenheit vom Selbsterleben in Stimmungen, Gefühlen, Emotionen, Affekten, Trieben mit „Kognitionen", kreativen intellektuellen, mnestischen Funktionen, Zeit- und Raumerleben, dem gesamten Umwelterleben (ferne, unlebendig, grau, düster, schal) kann gerade am Beispiel der Depression, dieser egokohäsiven (ichkohärenten) Syndrome, vergegenwärtigt werden. Das kohärente Ich-Selbst-Bewusstsein erlebt sich klein, nicht nur im Wert, im Können, im Selbstvertrauen (Unsicherheit, Angst, Mutlosigkeit, Misstrauen) sondern klein auch im Raum (beengt, winzig in überwältigendem Raum) und in der Zeit (Zeit rast vorbei, keine oder nur übermächtigende negative Zukunft, Festlegung auf Vergangenheit, Zeitstillstand).

Die Syndrome Depression, Manie, Schizophrenie

Griesinger (1845, 1861) kennzeichnete die Depression als „krankhaftes Insichsein", verwies damit also schon darauf, dass die Melancholie mehr als „nur" eine Affektkrankheit sei. Im Blick auf den Ich-Zustand nennt Griesinger zutreffend das „krankhafte Insichsein." Dieses betrifft einheitlich die ganze Person: es ist ein egokohäsives, ichkohärentes Syndrom. In der Sicht auf das Gemüt „ist" die Melancholie eine Gemüts-Depression, ein Niedergeschlagensein, gefangen von negativer Bewertung des Selbst und der Welt (welche ja zusammengehören). Die Depression zeigt deutlich die innige Verbindung von Gestimmtheit, Stimmung und Denken, Inhalte, Bewertungen, Umfang, Bahnungen bis Fixierungen, in schweren Fällen Blockade des Denkens. Im (späteren) Blick auf die „Kognition" fokussierte Beck auf die negativen Einstellungen, Haltungen, Bewertungen, Erwartungen der Depressiven. Im Blick auf den Antrieb, die Grundaktivität, den Lebensschwung, die Vitalität zeigt sich die Depression als die schwere hemmende Last. Kurt Schneider hat diese Perspektive in seinem Stichwort Vitaldepression festgehalten.

Die depressive Niederstimmung zeigt, dass Gestimmtheit und Gefühle nicht gleich gesetzt werden dürfen. Denn in der schweren Depression können die Gefühle der Freude und der Trauer, des Seelenschmerzes (Psychalgie) gelähmt sein (Schulte); ihr Erwachen, gar mit Tränen, kann eine Lösung ankündigen. Andere „Gefühle" wie Peinlichkeit, Scham, Schuld können sehr stark belasten.

Verschiedene Perspektiven lassen verschiedene Seiten des Syndroms Depression erkennen. Keine Perspektive allein erfasst das Ganze des schwermütigen Menschen und seiner Last. Dazu kommt, dass die Austragungsformen je nach Ausmass (Quantität) und Qualität („Färbung" des Depressivseins) und je nach der Grundpersönlichkeit sehr verschieden sind. Die von Tellenbach u.a. heraus gearbeiteten Charakteristica des Typus melancholicus gelten ja nur für den „klassischen" monopolar Depressiven.

Griesinger sprach von der Manie als „dem krankhaften Aussersichsein". Auch da ist mehr angesprochen als die Kontrastgestaltung der Manie als Gegenstück zur Depression. Die reine Euthymie ist ja sehr selten. Die gehetzte, manchmal gereizte Getriebenheit, Ziellosigkeit, das rastlose und ratlose Suchen des Manikers nach Kontakten, Erfolgen, Lusterlebnissen, Zielmöglichkeiten, ja sogar des Sichverhäkeln in Streit können wie ein verzweifeltes Sich-selbst-Suchen, Fundieren und Fixieren anmuten, sich selbst finden, bestätigen – im verzweifelten Drang zur Überwindung des „Höhenschwindels" der Megalomanie. Griesinger spürte schon das heulende Elend hinter und unter dem grandiosen Pathos – jene Masslosigkeit, die schon Aretaios von Kappadokien (140 n. Chr.) genannt hatte.

Die zum Versagen in den Alltagsaufgaben (Dysfunktionalität) führenden Ausprägungen von Depression und Manie mit der Gefahr von Selbst- und Fremdschädigung sind von den vielen Autoren recht einheitlich dargestellt (s. die Handbucheinträge von Stransky 1911, Lange 1928, Marneros 1999, 2004, die Lehrbücher von Kraepelin 1909, E. Bleuler 1916, K. Schneider 1967). Schwierigkeiten bereitet die Diagnostik in dem breiten Übergangsfeld zu der unscharfen Durchnitts-Norm, bei den schwermütigen Charakteren, den umtriebigen Persönlichkeiten oder Impulsiven, Scheu-Schüchternen, Ängstlich-Unsicheren, Vorsichtig-Misstrauischen, Zwanghaften, Rigiden – da stellt sich die Frage „state oder trait?" ohne klare Antwort. Ein protrahierter state wird zum trait.

Die bis in ICD und DSM prägende Darstellung von Kraepelin (1909) gibt ausser den euphorischen und depressiven Affektveränderungen den kognitiven Störungen viel Gewicht: Ideenflucht, Gedankenblockade, Trübung des Bewusstseins, Beeinträchtigung der Orientierung in Ort und Situation mit Orts- und Personenverkennung, Erinnerungsfälschungen, Wahn, Sinnestäuschungen bis zu Körperhalluzinationen (1193) und Dämmerzuständen, Delirien, traumhaft-verworrenen Zuständen (1189-1195). E. Bleuler (1916) folgt ihm darin. Bleuler setzt unter die Kapitelüberschrift „Manisch-Depressives Irresein": „Gruppe der Affektpsychosen" (345). So wie er die Schizophrenien als Krankheitsgruppe verstand (1911), so betont er auch im Lehrbuch, dass Kraepelin aus den Kriterien Verlauf und Endzustand (zusammen mit dem Symptom-Bild) „zwei Krankheitsgruppen" geschaffen habe: „Auf diese Weise sind zwei Krankheitsgruppen (nicht Krankheiten) geschaffen worden, die auch in anderen Beziehungen Einheiten sind ... Dementia praecox und Manisch-Depressives Irresein" (125). Die Abgrenzung der Affektpsychosen von den Schizophrenien hängt von dem Umfang der jeweiligen Diagnosengruppe ab, die ein Autor als kognitives Muster in sich trägt. Bleuler (1916, 324): „Zur Schizophrenie gehören viele unreine Melancholien und Manien anderer Schulen ... Hypochonder, Zwangspatienten, Impulsive ... Degenerationspsychosen". „Alle manischen und depressiven Symptome können bei der Schizophrenie vorkommen (326).

Die Beschreibung depressiver Syndrome ist in den Grundzügen recht einheitlich. Je schwerer eine Depression ist (quantitative Ausprägung), umso einheitlicher, geschlossener erscheint das klinische Bild. Versteinerung oder Erregung in äusserster Qual. Bei mittelschwerer Depression ist eine sehr grosse Variabilität der Symptome möglich. Bei leichteren Depressionen fliesst die Symptomatik in die Schwankungen des Alltäglichen über.

Die Leibbeschwerden an fast allen Organen und Körperteilen gehen von Missbehagen bis zu Schmerzen. Beim allgemeinen Schmerzsyndrom ist die Aufmerksamkeit so auf die Schmerzen fixiert, dass andere depressive Symptome wie Trauer, Kummer, seelischer Schmerz (Psychalgie), Angst, Pessimismus zurücktreten. Schlafstörungen sind fast immer da zwischen Schlafdefizit und Hypersomnie. Der Appetit kann fehlen oder übermässig sein (besonders nach Süssigkeiten). Müdigkeit, Erschöpfung schon ohne Leistung lähmt die Tagesaktivität. Die Antriebsarmut kann zum Selbstvorwurf, träge und untätig zu sein, führen. Die Entschlussschwierigkeiten, das ambivalente Zögern können bis zur Blockade gehen. In der schweren Hemmung jedes Entschlusses und jeder Aktivität kann sogar die Suizidtendenz blockiert sein. Eine leichte Besserung der depressiven Impulslähmung kann dann eher zu Suizidhandlungen führen – oder die Steigerung der Verzweiflung treibt dazu, die suizidalen Impulse schlagen durch.

Das Selbstbewusstsein ist niedrig, „ich bin nichts wert", „bin nicht liebenswert", bin hässlich, unattraktiv, ekelhaft. Das kann in Partnerschaften zu Eifersucht führen: man sei so eklig, dass der Partner/die Partnerin sich an einen anderen/eine andere wenden müsse. Scham, Scheu, Schüchternheit bis zur Soziophobie können zu Rückzug und zur Vereinsamung als weiterer Quelle des Leidens führen. Andere quälen sich in Selbstvorwürfen, „Gewissensbissen" über Verfehlungen, „Sünden", Versäumnissen – bis zum Versündigungswahn, der bei religiösen Menschen mit dem Verdammungs-Wahn verknüpft sein kann.

Sparsamkeit im Sinne von sich selbst nichts gönnen (weil man es ja nicht wert sei) kann sich ausdehnen zum Geiz, sich selbst und anderen nichts gewähren. Da zeigt sich die Blockade des Gebens, des Weg-Gebens, Loslassens, die auch in anderen als materiellen Bereichen so eindrücklich sein kann. Der sich armselig, wertlos, würdelos Empfindende „hat" nichts zu geben und kann oft auch nichts annehmen, sich geben lassen: keine Gefühle, keinen Trost, keine Erklärung. Solche Depression ist wie ein Bollwerk. Es weckt bei den Angehörigen Hilflosigkeit und mit

Mitleid gemischte Wut, bei den Helfern ähnliche Ohnmachtsgefühle und die Kränkung, abgewiesen zu werden. Manche Depressive, besonders ängstlich-erregte, hypochondrisch geplagte, tragen ihr Depressivsein in Klammern, Jammern, Weinen, Schreien appellativ aus – und werden damit für ihre Umgebung zur Belastung. Ähnlich die Depressiven, die die Schuld für ihr Unglücklichsein anderen, meist Familienangehörigen, zuschreiben.
Die kognitiv-behavioralen Therapien (Beck) gingen ursprünglich von den negativen „Kognitionen", Bewertungen, Sichten auf Selbst, Umwelt, Zeit, bes. Zukunft, aus und versuchten sie durch Einsicht zu verändern – im positiven Fall mit Stimmungsverbesserungen.
Die Schwermut, die Melancholie, die Trauer, der Seelenschmerz – sie sind von Dichtern und Philosophen, z.T. in Selbstberichten (z.B. Kierkegaard), von Schriftstellern und psychologisch-psychiatrischen Autoren in vielen Texten beschrieben worden. Gerade daran zeigt sich die Vielfalt der Erlebnisse und der Austragungsweisen des Depressivseins. Die Persönlichkeit bestimmt dies – was jemand aus seinem Leiden „macht", wie er damit umgeht. Will er/sie „es" weghaben? Kann er „es" annehmen als Ausdruck religiös-spiritueller Sehnsucht, die ihn auf Gott, das umgreifende Sein verweist, wie Romano Guardini (1928) als möglichen Sinn der Schwermut ausführte? Wird der Depressive lahmgelegt von Ängsten (Armut, Krankheit, Schuld), gar Untergangsgefühlen bis zum nihilistischen Wahn, kann ein gläubiger Depressiver weiter vertrauend glauben oder quält ihn schuldhaft gerade, dass er nicht mehr gläubig beten, bitten, hoffen kann?
Welche depressiven Persönlichkeiten Wahn entwickeln (paranoide Depression), welche in ihrem Wahn durch dazu passende („synthyme" d.i. stimmungs-kongruente) Halluzinationen bestärkt werden, das wissen wir nicht. Manchmal meint man, dass auch das von der

Grundpersönlichkeit abhänge. Scheue, misstrauisch argwöhnische Menschen werden eher einen depressiven Beziehungswahn (man mag mich nicht, will mich weghaben) entwickeln, Selbstunsichere, sich wertlos, eklig fühlende eher einen Eifersuchtswahn, auf Sachwerte fixierte Menschen (Haben, Festhalten, Nicht-Hergeben) eher einen Verarmungswahn, religiös Skrupulante einen Versündigungswahn.
So kann man sich eine Beziehung zwischen Persönlichkeit und Wahn plausibel zurecht legen. Für die Disposition zu Halluzinationen ist damit nichts gewonnen.

Zeiterleben:
L. Binswanger hat einen Aspekt depressiver Menschen herausgehoben und generalisiert zu einem Merkmal depressiver (die Rückgewandtheit auf die Vergangenheit) und manischer Menschen (Zukunftsgerichtetheit). Tellenbach (1970) hat in seinem Melancholiebuch die ängstliche Abhängigkeit von „Ordnung" in allen Lebensbereichen, die Fixierung auf Vergangenheit und das Festgefahrensein in der lebensgeschichtlichen Konstellation herausgehoben. Kraus (1977) hat diese Studien des melancholischen Menschen fortgesetzt, seine Rollenabhängigkeit, Ambiguitätsintoleranz beschrieben: Inflexibilität in der Lebenszeit.
Das Zeiterleben ist verschieden in verschiedenen Emotionslagen, Affekten, Stimmungen. Da das Ich in Depression und Manie kohärent bleibt, sind die Gerichtetheiten, die Fixierung, die Färbung, Bewertung der Zeiträume von den entsprechenden Ich-Zuständen bestimmt: zwischen Dehnung, Stillstand bis zum Rasen.
Die schwere Zerstückelung des Ich in den schizophrenen Syndromen hingegen kann in einem vielfältigen Zeiterleben gespiegelt sein: unregelmässige, gar zerhackte, zerstückelte Zeit, rückläufige Zeit, Zeitstillstand, manchmal in der Variante, dass Stillstand und Rasen von den jeweiligen

Bewusstseinsinhalten (z.B. Gedanken) getriggert werden.

Ich-Erleben:
Das Ich/Selbsterleben der Depressiven und auch der Maniker ist eher implizit behandelt, nicht explizit studiert. Gewiss sind Kleinheitsgefühle, Minderwertigkeit, Unwürdigkeit beim Depressiven, Grössengefühle, Leichtigkeit, Ausdehnung bis zum Schweben beim Maniker bekannt. Aber mancher Aspekt zeigt sich erst bei dem Vergleich mit den Ich-Störungen in den schizophrenen Syndromen. Identitäts-, Demarkations-, Konsistenz-Kohärenz-Störungen gehören zur schizophrenen Ich-Pathologie. Aber in den Dimensionen der Aktivitätslähmung (nicht der Fremdsteuerung!) bis zum Stupor und in der Devitalisierung bis zum Untergang des Ich in nihilistischen Wahn können sich schwerste Depression mit nihilistischem Wahn und schizophrene Ich-Lähmung und -Untergang treffen. Da kommen die dichotomierten „Krankheiten" zusammen in einem Erlebnis von Paralyse und Nichtung des Ich.
In der Gestaltung („Standardisierung") depressiver Syndrome wurde z.T. die Aufmerksamkeit abgelenkt von depressiven Syndromen in anderem Kontext: Wie viel Depressives z.B. die Existenz vieler Anorektikerinnen, Bulimikerinnen, Alkoholiker und anderer Süchtiger, vieler Selbstverletzer so schwer macht. Da erscheint das depressive Syndrom (oft dauerhaft) wie maskiert unter sthenischer Aktivität (das Triumphale, der „Sieg" über Leib, Schmerz, Trieb mancher sportlich-drahtigen Anorektikerinnen), der heiter-gemütlichen Fassade mancher Bulimiker, der Dauerbetäubung des Alkoholikers. K. Schneider (1967, 22) hatte schon darauf hingewiesen: „Der Depressive hat zahlreiche Masken und Verkleidungen". Andere „Masken" der Depression liessen sich (in Anlehnung an Leo Wurmser, 1990, Die Maske der Scham) auffinden – in mannigfachen Süchten, in Workaholismus, Zudecken existentieller

Leere, des Sinndefizits der eigenen Existenz in Wichtigtuerei, in immer gesteigertem High-risk-Verhalten (Auto-, Motorradrasen, Risikosportarten in Bergen, Wüsten, Flüssen, Seen, Meer). Die Aktivität in lebensbedrohlicher Exposition stimuliert das Selbstgefühl, seine Vitalität, Kraft. Auch in massvoller Aktivität ist für viele Sport, Joggen, Wandern, Klettern, Schwimmen als präventiv und heilsam gegen Depressivität bewusst.

Dysphorisches Syndrom
Übellaunigkeit, Missmut, Reizbarkeit, Gereiztheit, gramvoll verhärmt, verbittert, grimmig „geladen", gelegentlich aufbrausende Wut mit Schimpfen und auch tätlicher Aggression (Dysphorie, morose Verstimmung) sind wegen ihren sozialen Auswirkungen gravierende episodische oder manchmal chronische Verstimmungen. Im 19. Jahrhundert wurde das Syndrom vielfach unter Tobsucht, d.i. Manie im damaligen Sinn, beschrieben. Gewalttätigkeit in- und ausserhalb der Familie, gegen den Partner, die Partnerin und Kinder, auch Episoden blindwütigen Zertrümmerns von Sachen (z.B. Zimmereinrichtung) kommen vor („pantoklastisches Syndrom").
Die Enthemmung, sodass die aggressiven Impulse durchschlagen und ausagiert werden, kann durch Alkohol und andere Drogen (Cocain z.B.), durch beginnende Demenz verstärkt werden.
Eine Variante ist das depressiv-missmutige, auch trotzig abwehrende Sich-Abkapseln, Brüten, äusserlich stupor-ähnlich.
Die chronisch missmutig-nörgelnde Einstellung führt zur Vereinsamung in der Misanthropie.
Dysphorische Verstimmungen gibt es bei Depressiven, auch agitiert Depressiven, bei der gereizten Variante der Manie, bei Suchtkranken, bei Hirnverletzten, beim posttraumatischen Psychosyndrom (KZ, Krieg,

Gefangenschaft), bei Schizophrenen, besonders denen mit Verfolgungs- und Beeinflussungswahn, bei Epileptikern und bei intellektuell Minderbegabten (z.B. mit chronischer Beeinträchtigungshaltung).

Transkulturelle Sicht der Depression: Mentalisierung versus Somatisierung
In der elementaren Form der Niedergeschlagenheit, des Sich-schlecht-Fühlens ist Depression weltweit anzutreffen. In Kulturen, welche die Selbstreflexion und den Sprachausdruck nicht so wie in der westlichen Kultur entwickelt haben, bleibt das Leiden präverbal. Einige können vielleicht sagen: „Es ist schlecht", „Es tut weh", „es geht nicht mehr". Die kulturellen Austragungsweisen und Themen (Krankheit, Schuld, Selbst-, Fremdvorwürfe, Schwäche, Hypochondrie, Impotenz, Verarmung u.v.a.) wechseln. Die Religion mit der Vorstellung von Sünde, Schuld, Verdammung prägt die Thematik mit. Die gängigen Werte (ökonomisch, Fruchtbarkeit, sexuelle Potenz) werden in der Depression als bedroht, verloren gewähnt.

Aus euroamerikanischer Sicht hat man die stark in Leibbeschwerden sich austragenden Depressionen („vegetative Dystonie", Schmerzkrankheit, Impotenz, Samenverlust, Penisschrumpfung u.v.a.) als „Somatisierung" bezeichnet – demgegenüber könnte die „Verlagerung" der Depression ins Gemüt, in die Stimmung, ins Gewissen als „Psychisierung" gesehen werden. Diese Mentalisierung spiegelt, so könnte man denken, den okzidentalen Prozess der Internalisierung von „aussen" (externe Schäden) nach „innen" zum Körper (Leibstörungen) und zur Psyche wieder – auch da noch weiter von elementaren „Schichten" (Gemüt, Affekt, Trieb) zu „höheren" Schichten der Kognition (depressive Beeinträchtigung von Gedächtnis, Zeiterleben, Einfallsfülle, Konzentration, Ausdauer etc.) und des Gewissens (Schuld, Versäumnis, Scham).

Die Ursachen-Vorstellungen geben die Konzepte der Kultur wieder: auf einer älteren, aber weithin noch lebendigen Kulturstufe (Schamanismus, Magie, Animismus) sind es Seelenraub, Krankheitsgeister, böser Blick, Verhexung, Tabubruch, in späteren Versündigung, Versäumnis, Verschwendung (nicht nur im ökonomischen Sinn, sondern auch z.B. die Vitalkraft verschwenden in sexueller Überaktivität, Samenverlust als Vitalverlust ist ein häufiges Thema in Süd- und Ostasien).

Bipolare Affekt-Störung – welches Persönlichkeitsmodell?
Dass das Konstrukt „Manisch-depressives Irresein" von Kraepelin aus dessen starkem Bedürfnis, die Vielfalt in „Einheiten" einzuordnen, kam und dass er dabei sowohl bei der Dementia praecox wie bei den Affektkrankheiten weit über ein sinnvolles und realistisches Mass ging, wurde früh klar, bald auch ihm selbst.

An „reinen" phasischen Depressionen (monopolare Depression) ohne manische, nicht einmal hypomanische Elemente konnte kein erfahrener Kliniker zweifeln. Ob es eine monopolare Manie ohne Depression oder Subdepression gebe, ist nicht geklärt. Denn der depressive Anteil könnte so gering und verborgen sein oder erst in höherem Alter vorkommen, z.B. bei einer „hypomanen" Persönlichkeit, dass Bipolarität nicht auszuschliessen wäre.

Aber manische und depressive „Erkrankungen", die sich – mit unterschiedlichem Intervall – in deutlicher Ausprägung phasisch manifestieren, gibt es. Was für ein Modell der Persönlichkeit, des Selbst in zeitlich durchhaltender Identität könnte da plausibel sein? Wie diachron kohärent muss man sich da die Person vorstellen? Beim ausgeprägt Manischen drängt sich die Frage auf: wo ist denn die – lebensgeschichtlich schon bekannte – depressive Seite der Persönlichkeit? Bei manchen Manikern ist sie unterschwellig als gehetzte Angst, Bangnis, Verlust der

Bodenhaftung, „Höhenschwindel" spürbar, deutlicher bei Mischzuständen (mixed states). Also – so könnte man überlegen – „ist" der depressive Anteil auch in der Manie da, mehr oder weniger überdeckt. Die Deutung der Manie als Abwehr, Flucht vor einem Unheimlichen gehört hierher. Aber wer, welche Instanz tätigt denn die Flucht? Wer wehrt ab?

Ähnliche Fragestellungen ergeben sich im Blick auf ausgeprägte Depressionen: wo „ist" beim Depressiven die „frühere" Euphorie, der Schwung, der Optimismus der Zukunftserstreckung? Nicht einmal mnestisch ist die Manie zugänglich, schon gar nicht sich selbst gegenüber empathisch. Deshalb kann der Depressive auch keine Hoffnung schöpfen, wenn ihm Betreuer das Gewesene und das Vorübergehen dieser Zustände als Trost sagen wollen.

Dürfen wir das Dissoziationsmodell auch auf Bipolare anwenden? Ist es plausibel, ein relativ oder strikt getrenntes depressives Subself und ein manisches Subself (Teilpersönlichkeit) zu unterscheiden, von denen einmal eines an die Oberfläche kommt, einmal das andere? (Diachrone Dissoziation?) Das sind Bilder von einer gewissen Anschaulichkeit.

In der „Verdünnung" leichter Stimmungs- und Aktivitäts-Schwankung im Normbereich verläuft wohl keine Lebenslinie eben, sondern in mehr oder weniger ausgeprägten Wellen. Bei vielen Menschen kommen situativ Erschöpfung, Bedrückung, Müdigkeit, Scheu, Schwernehmen, humorloses Ernstnehmen vor, auch Freude, Glück, Ausdehnung, Öffnung, Humor, Lust. Diese als polar stilisierten Zustände (ego-states) klinken bei manchen leichter, bei anderen weniger ein. Die Persönlichkeiten, die gar nicht so schwingen können, erscheinen starr, distant, teilnahmslos, im Ego gefangen.

Die Grundpersönlichkeit (deskriptiv gemeint), der Charakter der Menschen mit monopolaren Depressionen unterscheidet sich von dem der ausgeprägt Bipolaren (Tellenbach, Kraus, von Zerssen u.a.). Die Persönlichkeit Depressiver trägt gewissermassen das depressive Element schon in sich: schwermütig, ernstnehmend, unsicher, zögernd, eher subordiniert als führend, fühlig auch im Sinn von Mitfühlenkönnen. Die Persönlichkeit monopolar Depressiver steht unter dem Dauerdruck: ein dauerndes Müssen, Sollen, Pflichten, Nicht-Dürfen – mit der Selbsteinschätzung, dem Anspruch nicht zu genügen. Die Bipolaren sind weniger einheitlich zu charakterisieren. Jedenfalls sind sie „anders" als die emotional instabilen Borderline-Persönlichkeiten. Viele erscheinen als unauffälliger Durchschnitt.

Die Frage „ist" einer depressiv oder manisch oder „hat" er eine Depression oder Manie wiederholt sich beim Blick auf die Grundpersönlichkeit. Depression und Manie sind nicht „fremde Sachen", die einen besessen halten (wie im archaischen Denkmodell die Dämonen, Krankheitsgeister), die man „hat", bis man davon befreit ist. Wo liegt das Potential der Stimmungsabweichung brach, wenn ein Mensch „gesund" ist? Wie weit tragen Denkmodelle? Wird in der Depression das Positive, Gute an Selbst und Welt abgespalten? Wird in der Manie das Schwere, Leidvolle abgespalten? Oder wäre weg-, untertauchen ein passenderes Bild als „Spaltung" – das Potential bleibt ja bestehen.

Manische Syndrome

Die heutige konstrukthafte Gestalt der Manie ist im Kontrast gegenüber der Depression geschaffen. Das führte zu einseitigen Perspektiven; so wird z.B. Griesingers (mit Jessens) Kennzeichnung der Manie als „krankhaftes Aussersichsein", d.h. die Ich-Störung im Sinne der Selbstverlorenheit, Bodenlosigkeit, dem gehetzten Suchen, des Realitäts- und Kohärenzverlustes zu wenig gewichtet in der späteren Musterbildung. Griesinger hielt (mit Guislain) die Manie für „eine tiefere psychische

Erkrankung" als die Depression; sie sei „Symptom tieferer Zerrüttung" (1861, 65).

Im 19. Jahrhundert hiess das Syndrom Tobsucht: da war die erhöhte Aktivität bis zu schwerer Erregung, Wut, zur Aggression in Wort und Tat, zur Zerstörung im Vordergrund. Die angetriebene Stimmung, Irritiertheit, Gereiztheit, oft zielloses Gehetztsein, Ruhe- und Rastlosigkeit, Ungeduld sind beschrieben. Nur einige schienen übertrieben heiter, „überglücklich", selbstherrlich sich überschätzend hinsichtlich Verstand, Kreativität, Vermögen, Einfluss, Potenz. Der Verlust des interpersonellen Distanz- und Taktgefühls fiel früh auf: überströmende Extraversion liess solche Menschen auf Andere, auch Fremde, zugehen, sie vereinnahmen, ausbeuten, in Streithändel ziehen. „Reine" Euthymie, Euphorie (Wohlsein, „wohlgemut" sein, überströmendes Glücksgefühl und Freude) ist eher selten. Zwar sind die Gedankenfülle drängend, die Einfälle sprudelnd, aber für konsequentes konstruktives Arbeiten fehlt die Ernstwertung, der Tiefgang, die Treue des Dabeibleibens, die Ausdauer – und es fehlt in der Selbstüberschätzung jede Selbstkritik oder Akzeptanz von Fremdkritik.

Bei stark ausgeprägten Manien kann die Kohärenz der Gedanken und des Sprachflusses, der Handlungskonsequenz bis zur Verwirrtheit gehen – die (allerdings seltene) Desorganisation, Desintegration, Dissoziation der manisch gehetzten Person ist eindrücklich. Sie erscheint vergleichbar desorganisierten Varianten der schizophrenen Syndrome (Typ Hebephrenie). Der Grössenwahn kann groteske Formen annehmen. Ich erinnere mich an einen alten Mann, der wegen zahlreicher Skelettmetastasen eines Prostatakarzinoms mit grossen Schmerzen Kortison erhielt – und dann in eine Manie mit Wahn geriet: er sei jung, gesund, unsterblich.

Solche extremen Formen hat man früher offenbar bei der Progressiven

Paralyse eher gesehen – wie überhaupt die Kasuistiken des 19. Jahrhunderts die Frage wecken: was ist eine Progressive Paralyse, was ist Affekt-Krankheit, was das, was im 20. Jahrhundert „Schizophrenie" genannt wird? Noch ausgeprägter ist diese Unsicherheit der Zuordnung in wirklich alten Beschreibungen von Psychosen auch ausserhalb des Abendlandes (ich denke als Beispiel an die alten Schriften des Ayurveda aus Indien).

Die Hypomanie als schwächere Ausprägung wird schon in der Namensgebung vom klinischen Vollbild der Manie abgeleitet. Gutes Selbstwertgefühl, Selbstvertrauen, freudiges Leisten in verschiedensten Bereichen, auch in kreativen Berufen, angeregte ausdauernde Aktivität, oft mit intensivem Erleben von Nähe, Verbundenheit, Liebe, Freude, Glück – manchen Menschen ist solch Gutes geschenkt. Sofern sie solche Episoden „erkaufen" mit dem Schweren depressiver Zeiten (wenn auch „subklinisch" und auf reduzierter Leistung weiter tätig), nehmen sie die Depression im Wissen um deren Vorübergehen ohne innere Auflehnung an und geniessen dankbar die Lebensintensität der Submanie.

Manche Autoren subsummieren eine erhöhte künstlerische Produktivität, Selbstvertrauen, Optimismus, ja sogar das Hochgefühl Verliebter der Hypomanie. Dabei wird ausgeblendet, dass Kreativität und Verliebtheit durch die strikte Ausgerichtetheit und Konzentration auf ein Objekt (Versammlung) von der doch ziellosen Angetriebenheit der Maniker unterschieden sind. Solche Zuordnung ist bei der Differentialdiagnose monopolare versus bipolare Affekt-Störung relevant. Wieviel von befreiter Ausdehnung, Zufriedenheit, Dankbarkeit, Freude (eudaimonía) nach dem Abklingen einer Depression „gesund" sei, wieviel schon auf eine Hypomanie verweise und damit die Diagnose „bipolar" indiziere, das ist kaum klar festzulegen. Da spielt die Person des Diagnostikers, vielleicht gar seine eigene Stimmungskurve im Längsschnitt, seine kognitiven Muster der Zuordnung bis in seine Forschungsperspektiven eine Rolle. Dass die Persönlichkeit von diagnosenschaffenden Autoren für deren Inklination zu „ihren" Diagnosen wirksam ist, dass die Anhänger zu dieser oder jener Diagnosengruppe „neigen", d.h. die Menschen durch die Brille ihrer kognitiven Muster „sehen", einordnen, beurteilen, dass diese Idiosynkrasien auch für „Schulen der Psychiatrie" gelten – dies ist offenkundig mit Blick auf Kraepelin, Eugen Bleuler, auf die Diagnosen Borderline und Dissoziative Störungen, auf die Differenz der Formenkreise Schizophrenie und Manisch-Depressive Affektkrankheit, besonders Manie, zwischen England und USA. Das war ja auch Anstoss, persönlichkeits-unabhängige Diagnostik durch Fragebögen und computerisierte Auswertung zu schaffen. Eliminieren lässt sich die Problematik subjektiver Einschätzung und interpersoneller Determination der Rating-Einträge jedoch nicht.

Quantitative und qualitative Variationen depressiver und manischer Syndrome
Die schweren und mittelschweren Ausprägungen, die den Menschen „krank" sein lassen im Sinne von Verlust der Selbstverfügung und Versagen in der Bewältigung seiner Aufgabe in seinem sozio-kulturellen Bereich, die Hospitalisation erforderten – das ist das Anschauungsgut, aus dem die Psychiater diese Syndrom-Gestalten schufen; weniger intentional-absichtlich ausgedrückt, dafür aber stärker passiv ausgeliefert: aus dem den Psychiatern ihre kognitiven Muster in einem persönlichen gestaltbildenden Prozess erwuchsen. Die Zustimmung der Adepten in der stark hierarchischen Sozialstruktur von Spitälern, besonders von Universitätsinstituten, schien diese Muster des „Erkennens" im Sinne der Reliabilität zu festigen. So entstanden Schulen, die auch die angeblich (!) theoriefreie und subjektunabhängige Diagnostik

bis in ICD und DSM prägen. Kulturübergreifende Globalisierung mag in der somatischen Medizin eher gelingen (hängt dort eher von der ökonomischen Situation ab) als in der Psychiatrie, die von euro-amerikanischen Konzepten bestimmt ist.

Mit dem Aufkommen von psychiatrischen Polikliniken (Ambulatorien) und noch mehr von Privatpraxen dehnte sich das Erfahrungsfeld auf leichtere „Fälle" riesig aus. Lebenslang erfahrene Klinik- und Anstalts-Psychiater wurden sich nach der Pensionierung, sofern sie dann eine Privatpraxis führten, staunend bewusst, wie viel an psychopathologisch zu wertenden Lebenslasten ohne Kontakt mit der Psychiatrie (weder in Poliklinik, Klinik noch in der Privatpraxis) da zu entdecken war, besonders Depressionen, auch depressiver Wahn der Beziehung, Beargwöhnung, misstrauischer Ausstossung, Eifersucht, Zwänge, Ängste, Phobien. Andererseits sind die wachsende Psychologisierung und Psychopathologisierung jedes Verhaltens und auch marktwirtschaftliche Motive für die immer grössere Ausdehnung möglicher Klientel wirksam.

Kranksein – das ist nur an der Bewährung in der Lebenspraxis rsp. dem Versagen darin zu ermessen.

Im subklinischen Bereich ist die „Verdünnung" bis in die breite Variation noch gesunden Erlebens und Verhaltens besonders deutlich. „Psychiatric symptom hunting" (Ornstein), Overdiagnosing, Overrating sind da besonders zu beachten. Der Psychiater sollte sich selbst gegenüber wachsam sein, seine kognitiven Muster bei immer mehr Lebensformen ausserhalb dessen zu „finden", was er als Norm „unbewusst" internalisiert hat und wie er sich selbst als „normal", als „gesund" einschätzt oder zumindestens anderen gegenüber präsentiert. Darin lauert die Gefahr inflationärer projektiver Ausdehnung seiner Stereotypen und Idiosynkrasien auf andere. In einer Epoche nach der

Erfindung der Schizophrenie gab es eine Flut dieser Diagnosen, das Borderline-Modell verführte manchen Borderline-„Experten", überall diese „Zeichen" zu sehen. Heutzutage gibt es Dissoziationsexperten, die fast überall ihre Suchmuster „erkennen".
Die Persönlichkeit (Achse II der DSM) bestimmt wesentlich, was ein Mensch mit seiner „Psychopathologie" macht, wie er sie austrägt, ob er bescheiden und geduldig durchhält und sein Tagewerk weiter tut oder ob er an andere appelliert, sich klammert, andere anschuldigt, in Selbstmitleid sein Leiden vergrössert, sich aufgibt und fallen lässt oder gar – in Vermeidung von Selbstverantwortung und Scham – sich in „offensichtlich" verrücktes Gebaren verrennt. Diese Dimensionen manifest „irren" Verhaltens, das verzweifelte oder trotzige Sichselbstaufgeben („giving-up-Syndrom") und das Sichverrennen in immer „deutlicheres" Irresein zur Entlastung, werden zu wenig berücksichtigt, ja sind den Psychiatern oft gar nicht „bewusst".
Bei chronischen Psychosen (meist vom Typ Schizophrenien) ist die resignative Abkapselung in Selbstaufgabe, manchmal träge Passivität und trotzige Verweigerung („rühr mich nicht an", „verlange nichts von mir"), manchmal sogar bequeme Versorgtheit (Institutionalismus, Hospitalismus, auch ausserhalb von „Heimen" in der Sozialfürsorge) zu beachten. Der Name „Negativ-Schizophrenie" verdeckt, dass vom manifesten Verhalten vieles sekundäre, reaktive Entwicklungen sind auf die primären Erlebnisse von Niederbruch, Absturz aus grandiosem Höhenflug, von Zerbrechen des Ich bis zur Unsicherheit, überhaupt noch lebendig da zu sein.

Schizophrene Syndrome: Ich-Pathologie
Unter der Diagnose „Schizophrenie" als Syndrom 3. Ordnung sind verschiedene Syndrome 2. Ordnung subsumiert:

Die Syndrome Depression, Manie, Schizophrenie

Katatone Syndrome:
Akinetische und hypokinetische Formen: Stupor, Mutismus, Stereotypien, Amimie, Kontakt aufgehoben, manche starke vegetative Erregung (Schwitzen, Fieber, Exsikkose)
Hyperkinetische Form:
Erregung, Panik, Flucht, Bewegungssturm
Ungerichtete Aggression, Verbigerationen, Schreien, „besonderes" Verhalten wie Selbstverletzung, Fremdaggression, Stuhl-Urinverhalten u.a.
Akinetisch-hyperkinetisches Verhalten in unregelmässigem Wechsel
Paranoid-halluzinatorische Syndrome:
Wahn verschiedenen Inhalts, häufig Beziehungswahn, Verfolgung, Bannung, Geführtwerden.
Halluzinationen auf verschiedenen Sinnesgebieten, am häufigsten Stimmenhören.
Gedankeneingebung, -abziehen, -ausbreiten.
Je nach dominanter Halluzinose kann man verschiedene Typen unterscheiden, z.B. der Leibhalluzinose, der akustischen gustatorischen, olfaktorischen, optischen Halluzinose, mit oder ohne Bewusstseinsveränderungen (Bannung, traumhaft-oneiroider Zustand, Wegtreten u.a.).
Disorganisiert-hebephrene Syndrome:
Inkohärenz im Denken, Sprechen, Emotionalen, Verhalten. Die Unsicherheit, noch mehr Desorganisation des mentalen Lebens zeigt sich im Denken und Sprechen: Inkohärenz, Abbrüche, Blockaden, Sprünge, Danebenreden, Paralogik, Neologismen, Privatsprache-, schrift u.a. Die Affekte können die im akuten Stadium sehr turbulent sein zwischen depressiv, heiter („läppisch"-heiter), inadäquatem Lachen, „Danebensein" (Parathymie), in chronischen Verläufen auch

ruhiger, stiller. Sozial unangepasstes, „unanständiges" Verhalten kann zu forensisch relevanten Akten und pflegerischen Problemen führen (z.B. Exhibitionismus, Spucken, Kotschmieren, Unsauberkeiten u.ä.).

Die Gruppe der „Schizophrenia simplex" ist symptomarm, jedenfalls ohne produktive und „auffällige" Zeichen. Die Diagnose wird am ehesten aus dem oft langwierigen Verlauf stillen Rückzuges, Interesse-, Teilnahmslosigkeit, Kontaktarmut, Fehlen der Auskunft über inneres Erleben erschlossen.
In ICD und DSM hat sich die Typenbezeichnung „produktive" Schizophrenie, „Negativ-Schizophrenie" und disorganisierte Form etabliert. „Produktiv" heisst Symptome wie Wahn und Halluzinationen hervorbringen, „negativ" heisst von „aussen" gesehen syptomarm, stiller autistischer Rückzug aus dem Sozialbereich. Die disorganisierte Form entspricht der Hebephrenie von Kahlbaum und Hecker. Die Zuordnung der Denk- und Sprachstörung zu „produktiv" oder „disorganisiert" ist zweifelhaft.
Wer als Kliniker „Schizophrene" über Jahre, gar Jahrzehnte begleitet, wird die Gegenüberstellung „produktiv" vs. „negativ" nicht teilen. Die Unterscheidung beruht oft auf einer nur oberflächlichen Kenntnis (wie sie Fragebogen-Ausfüller gewinnen). Unter einer Oberfläche von Negativschizophrenie geht oft ein reichhaltiges unglückliches Erleben weiter: die Nöte des Ich in seinem Bestand.

Die Psychopathologie des Ich = Selbst
Ein vertieftes Studium der Selbsterfahrung schizophrener Menschen ergibt als Kern ihres Erlebens und ihres daraus sich ergebenden Verhaltens eine Störung des Ich/Selbst-Erlebens in den basalen Dimensionen

Die Syndrome Depression, Manie, Schizophrenie

der Vitalität, Aktivität, Konsistenz-Kohärenz, Demarkation, Identität. Die Zeit der Einbrüche solcher Erlebnisse zwischen akut, chronisch, periodisch, ihre Schwergewichte in den „Bereichen" des Ich/Selbst, ihre Schwere bestimmen die klinisch „sichtbare" Symptomatik. Die Ätiopathogenese dieser Syndrome ist offensichtlich heterogen, so auch Verlauf und Ausgang, Therapieansprechbarkeit. Auch die Grundpersönlichkeiten sind recht verschieden. – Es sind Syndrome, nicht umschriebene Krankheiten im nosologischen Sinn.

Das „Ich" – das Wort verweist auf die Fähigkeit des wach- und klarbewussten Menschen, von sich selbst zu sagen: „ich bin ich selbst". Efferentes und Afferentes gehen durch die zentrale Funktionsinstanz, die man sich allerdings nicht als eine Substanz, schon gar nicht eine an einer betimmten Stelle im Gehirn lokalisierbare vorstellen darf. Die Integration verschiedenster Funktionen in verschiedenen Hirnregionen ermöglicht das im Sozialkontext gedeihende Werden des Ich-Bewusstseins in der Ontogenese. Das Ich-Bewusstsein bedeutet, von „aussen" oder „innen" Ankommendes (Perzeptionen, Gedanken, Erinnerungen, Gefühle) als zum Eigenbereich gehörig einzuordnen. Egoifizierung: es sind *meine* Wahrnehmungen, Gedanken, Einfälle, Erinnerungen etc. Das Gleiche gilt für die Efferenz: es sind *meine* Gesten, Bewegungen, Handlungen, Schritte, Laute, Worte, Sätze etc. (K. Schneider nannte das „Meinhaftigkeit", dieses implizite Wissen „dies gehört mir an"). Ein untrennbarer „Teil" des Ich ist der eigene Leib (body ego). Man kann an dem Funktionskomplex Ich/Selbst verschiedene Aspekte ins Auge fassen. Die Stärke vs. Schwäche des Ich, das Selbstbewusstsein in verschiedenen Dimensionen: Sicherheit des Selbstgefühls, Selbstachtung, Selbstwert, Autonomie vs. Abhängigkeit des Selbst. Die Funktionen der Selbstbeobachtung, -bewachung, -kontrolle (self monitoring, observer ego) sind in innerlich oder durch äussere Ereignisse stürmischen

Lebensabschnitten besonders gefordert.

Das Ich-Bewusstsein „weiss" (con-scientia) um sich selbst als synchrone und diachrone kohärente Funktionseinheit, ein Gefüge, das strukturell und dynamisch vorgestellt werden kann. Dieses „Wissen" vermittelt die Einheit des Individuums, auch wenn im Lebenslauf und in verschiedenen Situationen recht verschiedene Facetten dieses „Ich selbst" bemerkbar werden.

In anderer Sprache ausgedrückt kann man das Ich/Selbst-Bewusstsein als sich selbst organisierendes System auffassen, das autopoetisch und autoregulativ Stabilität und Flexibilität i.S. von Fehlertoleranz erreicht und erhält.

Über die Ontogenese des Ich in der westlichen Kultur weiss man einiges, in indigenen Kulturen wenig (weil die Erfassung dieser Aspekte der Beobachtung non-verbaler Zeichen und einer differenzierten Sprachvermittlung bedarf). Jedenfalls dürfen wir die längst vorsprachlichen Anfänge in noch protopathischem Leibgefühl (einer Art Proto-Ego) vermuten. Die Entwicklung des Ich-Selbst bedarf der Interaktion mit artgleichen Wesen.

Im Blick auf die biologische und die kulturelle Evolution sind sehr frühe Formen von Protoego zu vermuten: die Amöbe, die von gutem Milieu angezogen wird, sich von schlechtem zurückzieht, ist schon das erste Zentrum der Verarbeitung von Afferenz und Efferenz. Der Baum, von dem Gazellen die Blätter abfressen, kann anderen Bäumen der gleichen Art die Gefahr signalisieren, so dass diese sich durch Toxinproduktion schützen: Kommunikation auf dieser Lebensstufe. Beobachtungen, die Hinweise auf Ich-Bewusstsein geben, sammelt die Ethologie. Die (jedenfalls nicht riesengross) strukturierte Herde, das Rudel – sie konstituieren sich aus Individuen, die für ihresgleichen und auch für den Menschen erkennbare Identitäten repräsentieren, die miteinander in

Relationen stehen (sie sind kein Haufen, keine amorphe Masse). Die Ethologie der Primaten hat viel zum Erkennen personaler Identität dieser Tiere beigebracht. Jedenfalls ist „Ich-Bewusstsein" in vorreflexiven Formen kein nur dem Menschen zukommendes Privileg. Beim Menschen geht die Ich-Entwicklung über die primäre Sozialisationsperiode in der Familie weiter in die kulturelle Sozialisation mit Bildung, Reflexion, Selbstreflexion, Introspektion, Differenzierung psychischer Vorgänge und Bereiche (Gedanken, Erinnerungen, Einfälle, Vorstellung, Phantasie, Realitätsbezug, Gefühle, Stimmungen, Antriebe, Willen, Sprache, Handlungen – bis zum Gewissen, der Fähigkeit zu Scham, Schuld). Von der differenzierenden Entwicklung und Sprachfähigkeit hängt ab, wie viel vom Innenleben, d.h. Selbsterleben, eines Menschen wir erfahren – über die Beobachtung und die Interpretation der Beobachtungen hinaus.

Wie einheitlich oder „vielheitlich" wir uns das Ich-Selbst vorstellen, die Meinungen darüber gehen auseinander. Sie beruhen zum kleinen Teil nur auf Beobachtungen seiner selbst oder anderer. Novalis sprach von der inneren Vielheit, der eigenen Pluralität – in der Ahnung, dass die Vorstellung eines einheitlichen, integrierten *einen* Selbst eine Idee der okzidentalen Kulturtradition ist (in der Folge der Entwicklung des Polytheismus zum Monotheismus, Polypsychismus zu Monopsychismus).

Die Integration der Vielheit, der Polyphrenie (Scharfetter 2006), die Abgestimmtheit vs. Heterogenität, dysfunktioneller Interaktion der Teilbereiche – das bestimmt die stabile Flexibilität, flexible Stabilität des Ich-Selbst, die die Bewegungen im Inneren und Belastungen von aussen aushalten, bestehen kann – im besten Fall sogar an der Überwindung von solchen Belastungen wachsen kann.

Die heterogene und vielgestaltige Gruppe von Menschen, die seit E.

Bleuler den Namen „schizophrene Menschen" trägt, kann uns sehr viel über das Ich lehren. Ideler hatte schon 1840 die Psychopathologie als einen Zugang zur Anthropologie erkannt. In der Pathologie zeigt sich nichts grundsätzlich Neues, sondern das Menschliche „wie mit dem Mikroskop" vergrössert (Ideler). *Der gemeinsame Nenner der Selbsterfahrung schizophrener Menschen ist eine Erkrankung des Ich-Selbst in sehr elementaren Erlebnis-Dimensionen.*
Es geht um die Erfahrung der Vitalität (lebendig zu sein), der Aktivität (selbst-steuernd, autonom denken, fühlen, handeln zu können), der Konsistenz-Kohärenz (ein zusammenhängendes Wesen von bestimmter Beschaffenheit zu sein), der Demarkation (sich im Eigenbereich von anderen abgrenzen, sich daraus auf andere beziehen, aber darin auch von anderen aufnehmen zu können) und der Identität (im elementaren Sinn von der Gewissheit des Eigenseins in der leiblichen Gestalt, Physiognomie, Gender, in dem Durchhalten der Identität im Wechsel der Lebensentwicklung).
Die von solcher Ich-Störung betroffene Person kann mit Anteilen des Ich diese Störung als eigene erleben, auch mitteilen (s. z.B. Scharfetter Myriel-Text 2006).
Diese fünf elementaren Dimensionen der Ich-Selbst-Erfahrung stellen Konstrukte dar, um diese Seiten des Selbst-Seins kognitiv und sprachlich zu kennzeichnen. Man darf sie nicht zu ontologischen „Sachen" stilisieren, wozu die Substantive unserer Sprache verführen.

Das Spektrum des Dissoziativen
Von den Menschen mit Multipler Persönlichkeit, heute Dissoziative Identitäts-Störung genannt, lernen wir, wie das Ich-Selbst kaleidoskopartig wechseln kann, wie sehr unterschiedliche Subselves, Subholons von Kontrast- und Ergänzungs-teilpersönlichkeiten bestehen können.

Wie Quecksilberkügelchen bleiben sie oft lange „ganz", rund und wie diese können sie auch ohne Fragmentation des Ich wieder zu einem grösseren Holon zusammen kommen.

Dies zeigt den Unterschied zu der „schizophrenen" Ich-Störung. Auch da ist Diskonnektivität, Dissoziation, Kohärenzverlust – manchmal bis zur Auslöschung des Ich in der Devitalisierung. Die Kohärenz-Zerstörung wird mit dem Dissoziations-Modell interpretiert: das Ich fragmentiert wie ein Glasstück in verschieden grosse Splitter, die nicht (wie beim Quecksilber) leicht wieder zusammen kommen.

Dissoziative Identitäts-Störungen sind den schizophrenen Syndromen zwar „benachbarte", verwandte, aber verschiedene „Dissoziations-Krankheiten" des Ich-Selbst. Es gibt auch Steigerungen der Multiplen Persönlichkeit (Multiplikationen), in denen dann das ganze chaotische Gebilde zerbricht – das Vollbild der desintegrativen Psychose. In der Perspektive auf die Kohärenz des Ich-Selbst kann man im weiten Spektrum der Psychopathologie kohäsive von non-kohäsiven Störungen unterscheiden. Die genannten zwei Syndrome, die Dissoziativen Identitäts-Störungen und die Schizophrenien, gehören zur Gruppe der non-kohäsiven Selbst-Pathologien. Das Erlöschen des Ich/Selbst-Bewusstseins in der Demenz ist eigens zu setzen, auch das Verschwinden des Ich/Selbst-Bewusstseins in der Bewusstlosigkeit, im Koma, auch im coma vigil des Apallischen Syndroms.

Kohäsive „Störungen" (ego-cohesive disorders)
   Entwicklungs-, Reifungsstörungen
   verschiedene Persönlichkeitsstörungen
   viele Syndrome: depressive, manische, Angst, Phobie, Zwänge u.a.
Non-kohäsive „Störungen" (non-cohesive ego disorders, dissociative disorders)

> einzelne Funktionen ausgefallen
> > Gedächtnis, Sensorik, Motorik, Phonation.
> >
> > spezielle Bewusstseinszustände:
> > > Trance, Oneiroid, Ekstase, Besessenheit, Absorption
> > >
> > > Dissoziative Identitätsstörungen
> > > > mit dominantem Persönlichkeitsanteil
> > > > ohne dominanten Persönlichkeitsanteil
> > >
> > > Fragmentiertes Ich/Selbst
> > > > schizophrene Syndrome mit Störungen in den Dimensionen der Selbsterfahrung: Identität, Demarkation, Konsistenz-Kohärenz, Aktivität, Vitalität
>
> *Erlöschen des Ich-Selbst-Bewusstseins*
> > temporär in Bewusstlosigkeit, Koma
> > permanent in dem Coma vigil, in der schweren Demenz

Bei der Gruppe der Dissoziativen Störungen in ICD und DSM gibt es solche, die nicht das Ich-Selbst betreffen: Abspaltungen von einzelnen Funktionen (wie Gedächtnis, Sensorik, Phonation) oder Abtauchen in andere Wachbewusstseinszustände (Trance, Ekstase, Oneiroid u.ä.).

In der Perspektive auf die synchrone und diachrone Kohärenz des Ich-Selbst kann man Stufen der Pathologie vorstellen:

1. Starke Fluktuation von unterschiedlichen dominierenden Teil-Selbsten, schwache Integration dieser Teile, aber doch noch „assoziiert", vielleicht schlecht integriert, aber doch kohärent: uneinheitliche, labile, irritable Persönlichkeiten
2. Dissoziation (mit Desintegration) des Ich in non-kohäsive Zustände: alternierende, multiple Persönlichkeit, dissoziative Identitäts-Störung
3. Fragmentierende Dissoziation des Ich-Selbst: Ich-Selbst-Pathologie der schizophrenen Syndrome.

Im Blick auf die Affekt-Störungen ergibt sich:
Das *Depressive Syndrom* belastet eine einheitliche Person: kohärentes (kohäsives) Selbst.
Das *„reine"* Manische Syndrom erhebt, beschwingt, trägt eine einheitliche Person: kohäsives Selbst.
Die *manisch-depressiven Mischzustände* spiegeln uneinheitliche Ego-states, wechselnde „Teile" eines kontrastierenden Selbst: alternierende Teilsysteme eines nicht-integrierten Selbst.
Die *schizo-affektiven Syndrome* spiegeln manchmal noch deutlicher die Spaltung, Dissoziation des Selbst.
Eine Beobachtung dazu: ein älterer schwer depressiver Mann voller Schuldgefühle überrascht mit einem radikalen Wechsel: man solle ihn ankleiden, denn er sei Gott – Depressive Entwertung und Megalomanie unverbunden nebeneinander – genauer: nacheinander.

Die implizierten Normen im Diagnostizieren. Psychiatrisches Symptom-Hunting (Ornstein)

Symptome, Syndrome, Diagnosen als Syndromgestalten haben zur Voraussetzung die Akte der Feststellung „vorhanden" („es ist"), dann die Ausprägung und die Verlaufsgestalt.
Der Akt des „Erkennens" ist vom Suchbild (dem kognitiven Muster) des Beurteilers abhängig, ein Resultat seiner schulischen Prägung und seiner Persönlichkeit.
Die impliziten und selten reflektierten Normen, was gesund und krank heisse, was als „gutes Befinden", Freiheit von Beschwerden erwartet werden dürfe, spiegeln die Kultur. Wenn die Weltgesundheitsorganisation Gesundheit auffasst als „optimales Wohlbefinden im körperlichen, psychischen, sozialen und ökonomischen Bereich", so zeigt dies das hedonistische Ideal der rezenten euro-amerikanischen Kultur, die

Illusion eines verwirklichbaren Paradieses. Es müsse einem „gesunden" Menschen „optimal wohl" ergehen – das erzeugt eine Erwartung, eine Anspruchshaltung auf ein glückliches, erfülltes, lustvolles Leben. Das passt in die Wohstandsgesellschaft, die Krankheit, Leiden, Ängste, Altern und Tod aus dem Leben verbannen will. Wehe, wer dennoch leidet: er fordert, appelliert, verlangt, fällt den Gesunden zur Last, trübt deren Wohlbefinden, soll ausgegrenzt werden ins Heim, ins Hospital, in die Spezialwerkstatt, ins Behinderten- und Invalidengetto.

Die „Normalität des Leidens" (Eliade) ist verdrängt worden. Wer von der Ideal-Norm des Wohlbefindens (Euthymie, Euphorie) abweicht, kränkelt, erhält eine psychiatrische Diagnose, nach Möglichkeit ein Psychopharmakon und/oder eine eliminierende Psychotherapie. Die Durchschnitts-Norm weicht weit von der Ideal-Norm ab. Mit den Ansprüchen aus unrealistischer Erwartung von Wohlbefinden, die Kosten verursachen, kämpft die Ökonomie, das Versicherungswesen (Krankenkasse, Invaliden-Versicherung).

Mit der Psychologisierung, dem Machtgewinn psychologisierender Sprache und mit der Psychopathologisierung in der falschen Gleichsetzung von „abnorm" und „pathologisch" kam die Vereinnahmung des Menschen durch Psychologie und Psychiatrie. Die Pathologisierung herausragender Menschen (Genies) erreichte einen Höhepunkt in den Pathologie-Zuschreibungen an Jesus (Kritik dazu: A. Schweitzer 1913), in den Pathographien (Lange-Eichbaum: Genie und Irrsinn 1927), fand ihre Fortsetzung in der Pathologisierung von Schamanen (als verkappte Schizophrene), im Politischen in der Psychiatrisierung Nonkonformer. Sie wird aber implizit noch fortgeführt in diagnostischen Vorschlägen zu Borderline-Störungen, zu anderen Persönlichkeits-Störungen (bes. Schizoidie, Schizothymie).

Sogar die Diagnosen-Kriterien für Soziopathen sind verlogen: die white-collar-Machthaber können die Welt in schwarz und weiss spalten, ausbeuten, Menschen ihrer eigenen Nation im Krieg töten und verwunden lassen, können ihre Macht zur Verhinderung ihrer eigenen Rechtsverfahren missbrauchen, können sich theatralisch-histrionisch präsentieren, können lügen, intrigieren, gewissenlos handeln – und bleiben ungeschoren. Dies auf vielen Ebenen, nicht nur in politischen, militärischen, wirtschaftlichen Stellungen. Die Kriterien für Soziopathie gelten nur für die Gefallenen; diese sind ein kleiner Teil der allgemeinen egoistischen Rücksichtslosigkeit, die so verbreitet ist, dass sie die Durchschnittsnorm zu repräsentieren scheint. Die Anständigen, Gütigen, Rücksichtsvollen, Hilfsbereiten usw. sind eher die Ausnahme – in diesem Sinn „abnorm".

Die impliziten Normenvorstellungen – das Programm „normal", gesund, Wohlbefinden – bewegen viele (Laien und Psychiater) zu Pathologisierung dessen, was sie abweichend dünkt.

Starbuck, der britische Religionsforscher, schrieb 1899 von dieser Tendenz der Alienisten, ihnen fremd, ungewöhnlich Erscheinendes ihrem Kompetenzbereich zuzuschreiben:

„There are the alienists, who are constantly on the lookout for some abnormal tendency, and, consequently, are sure to find it" (163).

„The alienist thinks in terms of psychiatry. He casts his pathological net, and anything sufficiently exaggerated above commonplaceness so it cannot slip through the meshes he claims as his" (164).

Man lese genau: Starbuck sprach vom "pathological net".

Die Mediziner verleibten sich immer mehr vom ubiquitären Lebensleid ein und stellten auch gelehrt klingende „Erklärungen" bereit, zusammen mit daraus abgeleiteten „Heil"-Massnahmen. Dazu ein Beispiel: die Heimwehkrankheit, die heute geradezu als eine kabarettartige Persiflage medizinischer Nosologie wirken könnte. 1678 erschien in Basel die medizinische Dissertation von Johannes Hofer über das Heimweh. Dissertatio medica de nostalgia. Da war ein Kunstwort aus griechischen Elementen erfunden für einen Symptomkomplex, der damals in der Schweiz wohlbekannt war – man denke an die Verdingkinder, die Schwabenkinder, die Soldaten in fremden Diensten, die aus Armut und Bodenknappheit Ausgewanderten. Die Falldarstellung in dieser Dissertation ist bemerkenswert. Ein Student aus Bern studierte in Basel und wurde dort von Unruhe, Angst, Schlaflosigkeit geplagt. Der Arzt diagnostizierte Heimweh und verordnete Klystiere (Einlauf). Der Apotheker, der diese Behandlung hätte ausführen sollen, nahm die Pathogenese der Erkrankung durch die Entfernung von der Heimat ernst und empfahl die Rückkehr von Basel nach Bern. Darauf trat Heilung ein. Die medizinische Deutung dieser Heimwehkrankheit ist gerade in der heutigen Zeit biologistischer Krankheitsdeutungen bemerkenswert: die Lebensgeister im Hirnmark, Striatum, wo die Idee des Vaterlandes (Mutterlandes) ihren Sitz hat, vibrieren an Ort und Stelle statt sich auszubreiten. Dadurch wird Appetit und Verdauung gestört und Bluteindickung tritt ein. Die Therapie ist folgerichtig Aderlass und Einlauf. (s. Dissertation von Jaspers 1909: Heimweh und Verbrechen).

Die Aera der Krankheitskonstruktionen (Nosopoieis): Psychonosopoiesis[5]

... damals, als man „finden" und „erfinden"
noch nicht auseinander zu halten wusste, ...

Nietzsche, Jenseits von Gut und Böse
Bd. 5, Abschnitt 2, Zeile 8, Seite 25

[5] D.h. Konstruktion von psychischen Krankheiten

Die Aera der Krankheitskonstruktionen (Nosopoiesis)

"Krankheits-Gestalten" als Syndrom-Verlaufs-Kombinationen
Kahlbaum (1863) suchte nach brauchbaren Krankheits-Kriterien in der Kombination von Erscheinungsbild und Verlauf. Er suchte im Beobachtbaren nach den Kennzeichen, nicht in empirisch (noch) nicht zugänglichen zerebral-pathologischen Kriterien. Seine Darstellung der Katatonie und Hebephrenie ist bis heute geschätzt.

Kraepelins nosopoietische Konstruktion: Dementia praecox und Manisch-Depressives Kranksein
Kahlbaums Forderung nach Symptom-Verlaufs-Gestalten als Ausgangspunkt für die Erstellung (Konstruktion) von psychischen Kranheiten war Vorspann und Anregung für Kraepelins gewaltigen, über Jahre eskalierenden, einverleibenden nosopoietischen Akt: die affektdominanten und remissionsbereiten psychischen Krankheiten zu *einer* Gruppe, dem „Manisch-Depressiven Irresein" zusammen zu fassen – im Kontrast die viel polymorpheren Syndrome mit weniger einheitlichen Affektschwingungen von Katatonie, Hebephrenie, Dementia simplex, paranoiden Erkrankungen als zu Demenz (im damaligen Sinn) führend, also mit schlechter Prognose, zur Dementia praecox zusammen zu bringen. Das Gewicht der schlechten Prognose liegt im Ausgang der Einheitspsychose (Zeller, Griesinger) in psychischen Niedergang und Morels (1857) Degenerationslehre. Diese Denklinie führt zur Dementia praecox. Die Gestaltung (ein Bildungsprozess!) zweier Entitäten begründet die Dichotomie. Beide sind als „natürliche" somatische Krankheiten aufgefasst.
Kraepelins grosse Krankheitsgruppen wurden von ihm ätiologisch als auf Grund von allerdings noch unbekannten Gehirnkrankheiten zustande gekommen gedeutet. Diagnostische Entitäten (seine, Kraepelins, kognitive Muster) waren so mit seinem Kausal-Postulat verbunden, dass

Die Aera der Krankheitskonstruktionen (Nosopoiesis)

damals wie heute noch vielfach Diagnosen (Zustands-Verlaufs-Gestalten) mit Krankheiten (Einheit von Erscheinungsbild im Quer- und Längsschnitt, von Ursache, Verlauf, Behandlungs-Ansprechbarkeit) gleichgesetzt werden.

Kraepelin hat nach dem Ausdruck Bleulers (1916, 125) zwei „einheitliche Krankheitsgruppen geschaffen": die Dementia praecox und das Manisch-Depressive Irresein. In der Wortwahl „geschaffen" ist das Erfinden (im Gegensatz zum Entdecken), das Konstruktive, das aktive Gestalten einer Krankheitsgruppe angesprochen: die Nosopoiesis. Das war ein Prozess fortschreitender Subsumption von Syndromen unter dem Postulat einer organischen Ätiologie.

Kraepelin folgte den Vorschlägen Kahlbaums (1863), eine Krankheitsgruppierung nach Symptombild und Verlauf vorzunehmen. Er fasste ab 1896 Kahlbaums (1874) und Heckers (1871) Katatonie und Hebephrenie unter den Leitkriterien „Gemütsstörung" und ungünstiger Verlauf zusammen und gliederte dann weitere Syndrome ein: die Dementia simplex, Dementia paranoides und weitere, bis in der 8. Auflage seines handbuchartigen Lehrbuchs (1913, also nach Eugen Bleulers Schizophrenie-Monographie von 1911) die Gruppe „Dementia praecox" den grössten Umfang erreicht hat. Da sieht er schon einen gemeinsamen Nenner dieser so vielgestaltigen klinischen Bilder: „eine eigenartige Zerstörung des inneren Zusammenhanges der psychischen Persönlichkeit mit vorwiegender Schädigung des Gemütslebens und des Willens" (668). Zugrunde liege vermutlich ein „einheitlicher Krankheitsvorgang" (669).

Wiederholt kommt Kraepelin nach ausführlicher Schilderung der Symptome auf diese „innere Zersplitterung" (749) zurück. „Die Abschwächung der gemütlichen Regungen, welche dauernd die Triebfeder unseres Willens bildet... der Kern der Persönlichkeit ist damit

zertrümmert" (746). Daraus folgt: „Verlust der inneren Einheitlichkeit der Verstandes-, Gemüts-, Willensleistungen in sich und untereinander" (747). „Eigenartiger Zerfall des Seelenlebens" (833).
Die „äusseren" Kriterien früher Beginn und Ausgang in allgemeines „psychisches Siechtum", die er dieser vom Persönlichkeitszerfall betroffenen Krankengruppe zuschrieb, bestimmten den Namen „Dementia praecox". Diesen Namen behielt er bei, auch als Eugen Bleulers „Schizophrenie" über eine Reihe ähnlicher Namensvorschläge, die den Zerfall der Persönlichkeit betonten (Griesinger hatte 1845 die Spaltung, Zerstörung, Auflösung des Ich schon beschrieben), die Oberhand gewonnen hatte.
Kraepelin nennt acht Untergruppen (761-859), neben der Dementia simplex (763) die Hebephrenie (767), die Katatonie (808), Dementia paranoides (833) und Sprachverwirrte (859), das ist Bleulers Schizophasie. Dazu nahm er auch Depressive, depressiv-stuporöse (777), Depressive mit Wahnbildung (783), zirkuläre mit manischem und depressivem Wechsel (793), agitierte (798), periodisch Erregte mit Verwirrtheit (806, früher zur Manisch-depressiven Gruppe gerechnet). „Daneben" blieben die „paranoiden Verblödungen" (Paraphrenie, 973) mit relativ gut erhalten bleibender Persönlichkeit.
Kraepelin hat fleissig gesammelt, gemessen, verglichen – Material für die Gestaltung seiner Krankheitsgruppierung der „endogenen" Psychosen. Früher Krankheitsbeginn, oft langwieriger Verlauf und ungünstiger Verlauf in Demenz (im damaligen Wortgebrauch) waren deskriptive Kriterien. Der „Zerfall der Persönlichkeit" als gemeinsamer Nenner musste erschlossen werden im Drang, ein phänomenologisch so polymorphes Krankengut zusammen zu fassen. Die acht Untergruppen spiegeln seine Mühe, das Einteilungsprinzip „praecox – Demenz – Persönlichkeitszerfall" durchzuhalten. Die Grenzen untereinander und

zu anderen „Krankheiten" sind nirgends klar – der Sack, der das alles zusammenhalten sollte, platzte aus allen Nähten. Entsprechende Schwierigkeiten erwachsen daher der Differentialdiagnose (946 ff) gegenüber dem „Manisch-depressiven Irresein" (949), der Hysterie (960), den paranoiden Erkrankungen (967) und der Paranoia (1707).
Warum konnte Kraepelin der Vorarbeit Griesingers, dieses frühen Ich-Pathologen, nicht folgen und den „eigenartigen Zerfall der Persönlichkeit" als gemeinsamen experientiellen Nenner zumindest vieler Dementia-praecox-Kranken genauer studieren? Ich vermute, dass er als deskriptiver, messender, zählender „Empiriker" an reliabel Zugänglichem bleiben wollte – und dass die Selbsterfahrung, die Erste-Person-Perspektive der Patienten ihm zu weit weg waren – in seiner „distanziert-klinischen" Haltung. Diese Ferne, der riesige Sozialabstand zwischen Klinkleiter und Patient, wird in Kraepelins Krankenvorführungen so schmerzlich deutlich (Psychiatrische Klinik 1900, 1905). Mitfühlende Teilhabe wäre ein Weg zur Erste-Person-Perspektive gewesen: wie erlebt sich der Patient und welche verstehbare Verbindung besteht zwischen seinem Selbsterleben und seinem beobachtbaren Verhalten?

Was konstelliert „unbewusst" der Psychiater durch seine Haltung, seine Vorannahme, sein Vorverstehen?
Das Beobachtungsgut von Kraepelin (wie der meisten Autoren damals) waren Anstaltsinsassen ohne Therapieangebote ausser allenfalls „Arbeiten" und in sehr ungünstigem kustodialen Milieu (ungelerntes Pflegepersonal, ärmliche Verhältnisse). Die Vielfalt von Erlebnis- und Verhaltensformen im ambulanten Bereich, davon ahnten sie eher aus Anamnesen für Krankengeschichten, aus Begegnungen mit Angehörigen, aus forensischen Gutachten.

Die Katamnese von Kraepelins Krankheitssystem: „Dissoziation" in Störungstypen

Die Kraepelin'sche Diagnostik wirkt bis in die ICD (International Classification of Diseases) der World Health Organisation und der DSM (Diagnostic and Statistical Manual) der American Psychiatric Association weiter. Vorsicht, zu der Kritiker seit Kraepelin's Zeiten mahnten und der Kraepelin 1920 in einer Relativierung seiner nosologischen Dichotomie (mit Beibehaltung des somatologischen Krankheits-Postulats) entsprach, wirkten sich nur in der Sprachwahl aus: statt „Krankheiten" (diseases) sagt man „Störungen" (disorders).

Jaspers hatte schon 1913 die Krankheits-Vorstellungen von Kraepelin als regulative Ideen, als Idealgestalten durchschaut, die in der Realität nie rein vorzufinden seien. Kliniker zogen die weiten Sammeltöpfe[6] der Affektkrankheiten und der Schizophrenien (seit 1908, 1911 E. Bleuler) in Zweifel, sie wussten von verschiedenen Depressionen ohne Manie, sie sahen katamnestisch Schizophrenien zum Teil ausheilen, schwere langdauernde Depressionen hinterliessen Spuren in der Persönlichkeit.

Den Gegenentwurf zum nosologischen System Kraepelins bildeten die Befürworter der Syndrom-Lehre (Hoche), z.T. verbunden mit dem Verlauf und Ausgang nach den Leitbahnen von Kahlbaum. Von Gaupp und Kretschmer kam die Forderung, Wahnentwicklungen (mit und ohne Halluzinationen) in lebensgeschichtlichem Verstehen aus persönlichkeits-spezifischen Dispositionen und idiosynkratischen Trigger-Erlebnissen abzuleiten und sie „nosologisch" ausserhalb der Gruppe der Schizophrenien anzusiedeln.

Damit war die Idee von Psychiatern des 19. Jahrhunderts wieder ernst genommen, als deren Repräsentant Ideler stehen mag: die Psychose als

---

[6] 1966 haben Angst und Perris unabhängig voneinander die monopolare Depression vom Manisch-Depressiven abgetrennt

Die Aera der Krankheitskonstruktionen (Nosopoiesis)

Abwehr unerträglicher Kränkung, Konflikte, Dilemmatas zu sehen und die vielfältige Pathologie (besonders die heute „produktiv" genannte) als „angestrengtes Arbeiten des Bewusstseins an seiner Rekonstruktion" zu deuten, die bis zur Gestaltung neuer „Eigenwelten" gehen konnte (s. Neuburger 1926, Rothschuh 1993, Boschung 1998).

Das heisst: via Gaupp und Kretschmer kam in der Psychiatrie „ausserhalb" der Psychoanalyse die Psychogenese wieder zu Ehren. Diese wurde anders verstanden als die metapsychologischen Konstrukte und Libidohydraulik der Psychoanalyse, wie sie Freud am Beispiel der Wahnkrankheit von Schreber ausgearbeitet hatte (eine der Entzweiungs-Weichen zwischen Freud und Eugen Bleuler). Die Psychoanalyse (in ihrer orthodoxen Doktrin) blieb in der europäischen Psychiatrie doch eher ein Nebengeleise, anders als in der Epoche der amerikanischen Psychiatrie, die von den emigrierten Psychoanalytikern angeregt worden war und erst um 1950 der britisch-empirischen Psychiatrie weichen musste.

Die Psychoanalyse löste sich aber mit Sullivan, Frieda Fromm-Reichmann von der Fixation auf intrapsychische Vorgänge zur Beachtung der Interaktion, der interpersonellen Erfahrungen in der Familie – und gab damit den Blick auf die Gesellschaft frei.

Die sozialrevolutionäre Bewegung der Zeit nach dem zweiten Weltkrieg, die in der 68-Bewegung gipfelte, zog die Psychiatrie als Herrschaftsinstrument der Staatsmacht zusammen mit aller empirischen Wissenschaft in Zweifel – erhob sich gegen gesellschaftliche, besonders familiäre Normen, die als persönlichkeits-destruktiv, ja krankmachend empfunden wurden. Bei einigen selbst von Psychopathologie gezeichneten Autoren wurde der „Schizophrene" (an solchen Etiketten hielt man gleichwohl fest) zum eigentlich Gesunden in einer verrückten und verrückt machenden (dies wurde gleich gesetzt) sozialen Welt (Antipsychiatrie). Diese Bewegung war – trotz ihrer hyperbol-grandiosen Kritik – fruchtbar in mehrfacher Hinsicht. Sie erschütterte die Denkgebäude selbstherrlicher Wissenschaft, „empirisch" gestützter Scheinsicherheit, sie regte das Nachdenken über Normen und ihre Macht an. Sie lud die Soziologie, Ethnologie ein, die „Anstalten" der Psychiatrie (kustodiale Mental Hospitals, Verwahranstalten) als antitherapeutische, chronizitätsfördernde, krankheitserzeugende und -perpetuierende Institutionen totaler Kontrolle und Verwaltung der Insassen zu entlarven – und brachte so eine Öffnung zur Gemeindepsychiatrie (in Italien Basalia), eine Förderung ambulanter Dienste.

Die kritischen Soziologen nahmen die Psychiater als Machthaber zum Ziel ihrer Analysen, die Herrschaft der Sozialstruktur von Autorität und Subordination im Lehrgebäude, in Therapie und Rehabilitation, in der Sprachwahl, in der Interview-Situation der Exploration (nach vorgegebenen Such-Merkmalen). Der Missbrauch der Psychiatrie an politisch Missliebigen, Non-Konformen, Oppositionellen, die Psychiatrisierung und Zwangsbehandlung von Anders-Denkenden wurde angeprangert. Vielleicht war eine „unterirdische", d.h. nicht bewusst reflektierte, Wurzel solcher kritischer Bewegung auch das ungeheuerliche Geschehen in Deutschland zur Hitler-Zeit, in der, nachfolgend den „erbbiologisch" begründeten Zwangssterilisationen, Kranke, Behinderte, Missgebildete, Greise, Erwachsene, Kinder massenweise ermordet wurden. Das war der Exzess der Macht der von „Experten" genährten Ideologie.

Wie immer historisch zu verstehen – wichtig war, dass neben der zerebral-pathologischen die psychologisch-biographischen und die sozio-kulturellen Einflüsse auf die Ätiologie und Pathogenese gewichtet wurden. G. Engel (1950) formulierte die Forderung nach einem bio-psycho-sozialen Modell für die Ursachenforschung. Alle drei Perspektiven liefern je einzeln nur begrenzt brauchbare (viable) Ergebnisse für die Analyse der kausal-contribuierenden Faktoren. Die Kombination der drei Gruppen gibt oft plausible Interpretations-Konstrukte, aber leider bei weitem nicht immer Anweisungen für eine erfolgreiche Praxis im präventiven, therapeutischen, rehabilitativen Handeln. Den Menschen kann man nicht grundsätzlich ändern, weder das Individuum noch die gesellschaftlichen Einstellungen[7]. Erst mit diesem Eingeständnis, das von der Illusion des Heilenkönnens befreit, kann eine realistische bedürfnis- und zugänglichkeitsangepasste Therapie angeboten werden, deren Zielsetzung weder den Patienten noch den Therapeuten überfordert.

Heute, um 2000 in der Aera blühender Neurobiologie, neigt sich das Pendel gewichtsmässig wieder wie ein Jahrhundert zuvor stark zur hirnphysiologischen Deutung allen mentalen Geschehens (Denken, Erinnern, Lust/Unlust, Wollen, Selbststeuerung etc.) und zur hirnpathologischen Deutung psychiatrischer Erkrankungen. Psychologisch-biographische und soziale Einflüsse werden allenfalls auf dem Umweg der Argumentation mit der Neuroplastizität – Erfahrungen formen die Hirnphysiologie und -morphologie – zugegeben.

Mit dem Fortschritt der biologischen Forschung lebte auch die Erbforschung wieder auf, die durch das Geschehen im Hitler-Deutsch-

---

[7] Dies ist skeptisch anzumerken gegen die leichtfertige Rede von „tiefgreifendem Persönlichkeitswandel" in Psychotherapien (Einzel- oder Gruppen-, mit und ohne bewusstseinsbeeinflussende Strategien). Das heisst nicht, dass Psychotherapie nutzlos sei: sie kann durchaus zu einem besseren Leben verhelfen, mit dem gegebenen Potential. Gesellschaftliche Einstellungen sind als lebenswirksamer Gesinnungswandel sehr schwer und langsam zu beeinflussen.

land stark in Verruf geraten war. Die Molekular-Genetik studiert Determinanten der Hirnentwicklung und gewinnt Einblicke in die genetischen Dispositionen für viele somatische Krankheiten, die überzufällig mit psychopathologischen Syndromen korrelieren. Damit wird die alte Frage der Vulnerabilität (Canstatt 1841) im Sinne einer konstitutionellen unspezifischen Morbiditäts-Anfälligkeit – bei „passenden" zusätzlichen physischen oder psychischen, interioren oder exterioren Einflussfaktoren – wieder aktuell.

Die Vulnerabilitäts-Forschung wird ergänzt um die nach den Resistenz-, Widerstands-, Ausgleichsfaktoren, dem salutogenetischen Potential, der Resilienz.

Die Aufspaltung der Diagnosen in „Störungs"-Typen
Die progrediente Aufsplitterung von Konzepten in der Weiterbearbeitung ist in vielen Bereichen in- und ausserhalb der Psychiatrie deutlich. Die „Einheitspsychose" des 19. Jahrhunderts, schon bei Griesinger ein unrealistisches Postulat, zersplittert sich in Zustands-Verlaufs-Typen. Dann fasst Kraepelin solche Typen zusammen unter den für ihn dominanten Gesichtspunkten Symptomatologie (gar Polymorphes in eine Gestalt zwingend) und Verlauf (rsp. Ausgang). Diese überdimensionierten Diagnosen (fälschlich für Krankheiten gehalten) wurden bald wieder aufgegliedert.

Seit die WHO und die American Psychiatric Association das Diagnostizieren reglementiert hat, verzichtet man bescheiden auf Krankheits-Diagnosen, sondern gebraucht den farblosen Begriff der „Störung". (Man könnte ironisch fragen: erlebt sich der Patient gestört oder stört der Patient die Sozietät? Im Blick auf die Persönlichkeits-Störungen müssen beide Fragen mit „ja" beantwortet werden).

Die „Störungen" der ICD und DSM werden immer weiter in Untertypen aufgesplittert. Bald „ist" jedes Syndrom eine eigene Störungs-Gruppe. Auf dem Hintergrund des hedonistischen Wellness-Wahns als idealer Norm werden immer mehr Varianten von Charakteren, Persönlichkeiten, Reaktionsweisen, Eigenheiten als „Störungsbilder" aufgelistet und definiert – zur Vorbereitung ihrer Beseitigung. Die Interessen der pharmazeutischen Industrie fördern diesen Prozess, da sie für jede „Störungs-Gruppe" eigene Medikamente bereit stellen wollen. Im Fahrwasser dieser Bewegung versucht auch die Psychotherapie spezifische Strategien anzubieten.

Zu dieser Aufsplitter-Bewegung gehört die Abgrenzung von Symptom-Gruppen, die als zu den „grossen" Syndromen, z.B. Depression, gehörig angesehen wurden. „Zwänge" haben sich früh verselbständigt, es folgten die Angst-Syndrome: frei flottierende, inhaltlich nicht festgelegte Angst-Zustände; thematisch, objektal und situativ spezifizierte Ängste (Phobien).

Mit der Aufsplitterung, die zur Ordnung und Verständigung sinnvoll ist, kam die frühere Frage der Komorbiditäten neu auf: „Assoziationen" von Syndromen, gemeinsames Vorkommen von Syndromen.

Aber: in das nur scheinbar theoriefreie und persönlichkeitsunabhängige Diagnosen-Störungs-Register der ICD und DSM schleicht sich doch wieder heimlich die alte Kraepelinsche Vermengung von Diagnosen und Krankheiten ein. Auch im Wort Komorbidität steckt die Vorannahme, es seien Krankheiten, die sich kombinieren, z.B. Depression und Abhängigkeit (Sucht), Depression und Angst, Phobie, Zwang etc., Schizophrenie und multipler Drogen-Missbrauch. Man kann auch Achse I und Achse II – Störungen als „komorbid" etikettieren.

Der Kliniker steht vor Menschen mit meist mehreren Syndromen – und wird nach dem gemeinsamen pathogenen Nenner der Assoziation von

Syndromen („Komorbidität") fragen. Die Wichtigkeit der Grundpersönlichkeit wird damit immer deutlicher, sie ist Träger der Syndrome und potentieller Träger in der Remission. Daher muss Therapie sich auch stärker auf die Grund-Persönlichkeit richten, ja nicht nur auf die auffälligste Symptomatik von Achse-I-Störungen. Die pharmakologische und kustodiale Psychiatrie fixiert sich aber sehr auf Achse-I-Störungen.

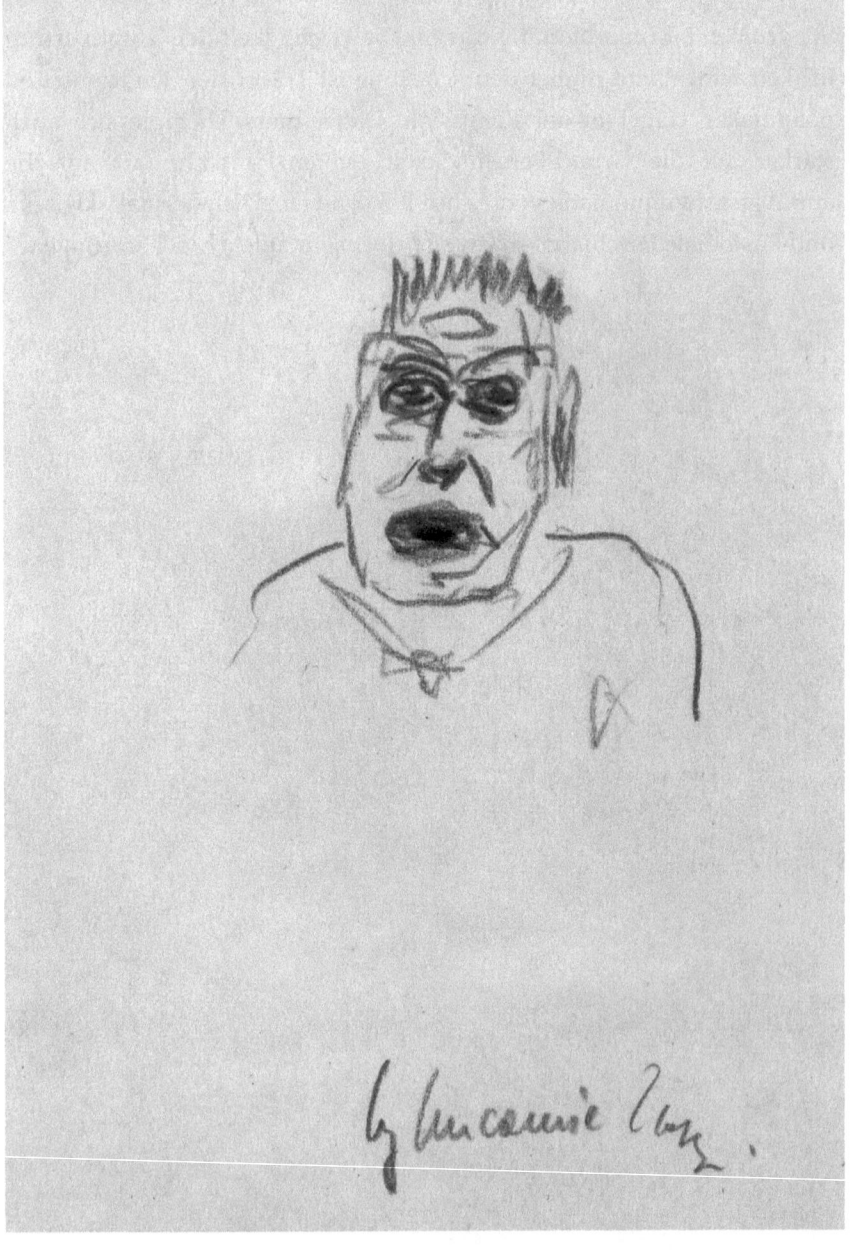

III

Das Dissoziationsmodell und die Schizophrenien

Anthropologische Vorannahmen: Polypsychismus, Monopsychismus
Auf einer frühen Stufe der Kultur (bes. des Schamanismus) gilt die Viel-Seelen-Lehre (Polypsychismus). Sie ist z.b. bei Homer in seinen Bildern von relativ selbständigen Funktionen und sogar Lokalisationen von Denken, Wollen, Erinnern, Wut, Zorn, Rache u.v.a. zu erkennen. Erst allmählich (vielleicht in Parallele zur Entwicklung vom Polytheismus zum Monotheismus) dominiert die Vorstellung einer Seele (Monopsychismus). Ihr wird wie ein Rest der ursprünglichen Mehrheit ein vitaler Teil (Seele als das Lebendige des Organismus) und ein erkennender Teil zugeschrieben (Aristoteles). Bei Platon kann die Seele ihren Ursprung im Reich der Ideen erinnern und so die Ideen als die wahre Wirklichkeit erkennen, die dem nicht erwachten Menschen verborgen bleibt (weil er die mayahaften Abbilder als Wahrheit illusioniert). Ideen sind bei Platon originäre Wesenheiten metaphysischer Art. Der eine Logos ist im (wie man heute sagen würde) transpersonalen Wesenskern: der göttliche Funke im Leib ermöglicht Leben und – dazu gehörig – Erkennen (cogitare). Die Traditionslinie geht bis zu Descartes (1596-1650), der im Erleben des Cogitare (cogitans) zur Gewissheit kommt: „Ich bin". Das Substrat des Cogitare ist dem Logos als göttlich, transzendental, metaphysisch nachempfunden. Die res extensa gilt als materia, die keine Lebensgewissheit des Daseins vermittelt. Das Eigentliche am Menschen sei „geistig" (logos-haltig), wie dann die Monaden bei Leibniz. Sie gehören einem nicht-empirischen Reich an, das diese spiritualistischen Metaphysiker spekulativ ausdenken.

Dagegen, besonders gegen die Erstarrung in der Scholastik, regte sich eine Gegenbewegung, die den Erfahrungen durch die Sinne (perceptions, sensations) das Primat zuschrieb: die Empiristen. In der Ablehnung eines psychisch-mentalen Substrates (Seele, Psyche) blieben sie in Analogie zu Chemie und Physik bei Elementen, die assoziiert =

verbunden wurden (von wem und wie und worin, blieb offen) – oder eben auseinander geraten konnten (dissoziiert wurden). Darin liegen die Keime der Assoziationspsychologie und mit ihr des implizierten Dissoziations-Modells.
Polypsychistische Vorstellungen wecken die Frage nach der Kohärenz und der Integration der Teilseelen. Monopsychistische Vorstellungen vieler Seelenvermögen (psychischer Funktionen) erübrigen nicht die Frage nach deren Zusammenspiel. Das synthetische Potential der Psyche, die ordnenden, strukturierenden Kräfte und ihr Verhältnis zum Subjekt als erlebender und handelnder ichhafter Instanz (Person) bleibt weiter zu befragen.
Angesichts vieler, auch widersprüchlicher Facetten seines Selbst fragt Augustinus:
Quid ergo sum? Quae natura sum? Varia, multimoda vita et immensa vehementer! Was bin ich also? Was bin ich für ein Wesen? Ein Leben, so mannigfach und vielgestaltig und völlig unermesslich!

Augustinus, Confessiones (s.527)

Die polypsychistischen Vorstellungen gehen historisch der Zerlegung der Psyche in „Vermögen" voraus, später in relativ selbständige Funktionen (z.B. Gedächtnis, Kognitionen verschiedener Art), denen man bestimmte Hirnareale zuordnete. Mit dem Fortschreiten der Neuropsychologie und (nichtinvasiven) Neuroanatomie (PET, MRI) wird die Frage nach der Interaktion von Arealen und ihren Funktionen immer spannender. Eine hierarchische Gliederung mit Hemisphären-Differenzierung und Regelfunktion des Frontallappens ist anzunehmen.
Die (sehr vielfältige) Selbstpsychologie redet von Teilselbsten, Subselves, Persönlichkeitsanteilen als Komponenten – und steht damit in der Tradition der „Kompartmentalisten". Welche Teile werden in welchem

Grade als eigene eingegliedert, egoifiziert, integriert? Zu diesen gehört auch die Elementenpsychologie, bekannt als Assoziationspsychologie. Wo Elemente assoziiert werden können, muss es auch Dissoziation geben: das Dissoziationsmodell war geschaffen.

Philosophiegeschichtliche Wurzeln der Assoziations-Psychologie
Die hellenistisch-christliche Vorstellung einer einheitlichen geistigen, „idealen" (d.h. i.S. von Platon ideenartigen) Psyche als Basis, d.i. Hypostase, Subjectum („Unterlage") der Person impliziert, dass diese unteilbar sei und nicht erkranken könne.
Der englische Empirismus des 17. und 18. Jahrhunderts brachte ein empiristisch-psychologisches Konzept der Psyche ein (J. Locke, D. Hume): „mind" und sein Funktionsbereich „Ich" wurde in Analogie zur Chemie aus Elementen zusammengesetzt aufgefasst. Die Elemente allerdings waren gedacht als Wahrnehmungen (perceptions oder sensations), also als psychologische Vorgänge. Dass daraus das Compositum Mind entstand, erklärte man sich durch die physikalistische Metapher Assoziation.
Perceptions (sensations) erzeugten „Vorstellungen" („ideas", nicht im Platonischen Sinne zu verstehen!). Diese wurden assoziiert, zufolge Hume nach „Gesetzen der Assoziation", deren dominante die räumliche und/oder zeitliche Nähe von perzeptionsauslösenden Erfahrungen war (dazu ordnet sich die Ähnlichkeit und die Kausalität).

Diese Wurzel des Assoziations-Dissoziations-Modells im englischen Empirismus des 17. und 18. Jahrhunderts[8] ist näher zu betrachten. John Locke (1632-1704) und David Hume (1711-1776) sind die prominenten

---

[8] Lit. s. Hirschberger 1976

Philosophiegeschichtliche Wurzeln

Vertreter von Rationalismus, Sensualismus (Positivismus der Sinneserfahrung) und (bei Hume) des Psychologismus (anstelle des Realismus). Die Vorstellungen, ideas, perceptions, allerdings auch Gefühle, Antriebe u.a., sind die Bewusstseinsinhalte des Subjekts; das ist Psychologismus (eine Variante und Vorläufer des Konstruktivismus).
Vorstellungen (in diesem genannten weiten Begriff: ideas) werden von Perzeptionen, Sinneserfahrungen angeregt. Solche Vorstellungen werden im Bewusstsein verknüpft: Assoziation (als Vorgang). Das geschieht im Bewusstsein des Subjektes (Psychologismus). Wie, das stellt man sich nach dem Modell der Mechanik, der Physik vor.
Dieser britische Empirismus hat seine Vorgeschichte; weit zurück geht der Blick auf Demokrits Atomismus. Die Renaissance mit ihren Anliegen quantifizierender mechanistischer Naturphilosophie (Galilei, Fr. Bacon), die Separierung einer res extensa durch Descartes (1596-1650) sind Grundlagen der geschichtlichen Neuerung gegenüber der Scholastik und der Philosophie immaterieller Substanz.
Thomas Hobbes (1588-1679) vertrat einen monistischen Materialismus. John Locke, in Verbindung mit dem Chemiker Robert Boyle (1627-1691) und Isaac Newton (1643-1727), Mathematiker, Physiker, Atomist, betonte die Erfahrung als Quelle der Bewusstseinsinhalte: äussere Erfahrungen kommen über die Sinnesorgane (sensations), innere über die Selbstwahrnehmung (reflection). Alle daraus angeregten Bewusstseinsinhalte nennt Locke „ideas". Das Subjekt erlebt „ideas", angeregt durch äussere und innere „Gegenstände". Solche „Vorstellungen" (ideas) können einfach sein (simple ideas, z.B. Farbe, Wissen, Wollen, Freude, Schmerz etc.) oder zusammengesetzt (complex ideas), entstanden durch Verknüpfung gegenwärtiger mit früheren Bewusstseinsinhalten (Gedächtnis). So entstehen Komplexe. Abstraktionsvorgänge helfen die Fülle der „Vorstellungen" zu ordnen (Klassen) und

zu benennen – nicht zu verwechseln mit der „Wesens"-erkenntnis bei Aristoteles, der Scholastik und später der Phänomenologie (Husserl, Scheler u.a.). In dieser Verknüpfung von Ideen (connection) ist die Assoziation angesprochen.

David Hume geht in der Annahme der Verknüpfung von „Vorstellungen" (wieder im weiten Sinn von Bewusstseinsinhalten) noch weiter. Er sucht nach Assoziations-Gesetzen: in Analogie zur Mechanik nach Gravitationsgesetzen der Physik entwirft er eine Art „Psycho-Mechanik". Drei Gesetze bestimmen die Assoziationen: (1) die Ähnlichkeit, (2) die Berührung in Zeit und Raum, (3) die Ursachen. Dabei erhält das zweite Gesetz das Hauptgewicht (da es implizit in 1 und 3 anzunehmen ist).

Der Humesche Empirismus ist in Fortsetzung der Gedanken von Locke ein Psychologismus: Erfahrungen des Subjektes bilden die Elemente der Bewusstseinsinhalte. Diese werden verknüpft: Assoziation. Auch die „Seele", das Ich wird als Bündel von Wahrnehmungen (a bundle of perceptions) in permanentem Wandel gedeutet.

Der psychologisierte Empirismus von Hume paart sich mit Skeptizismus: Wahrheit ist eine Gefühlsentscheidung, Tatsachen werden geglaubt (belief), Wissenschaft liefert nur Wahrscheinlichkeiten.

Der Empiristische Psychologismus dominierte die europäische Philosophie des 18. Jahrhunderts. Doch blieb vieles ungeklärt: woher kommen die Teile (Atome)? Was hält sie zusammen? Was ist ihre Grundlage, Hypothese (i.S. Platons), Hypostase, Substratum, Subjectum? Gibt es kein Wesen, keine Ganzheit?

Dann kam die Gegenbewegung: der Idealismus (Kant, Fichte, Schelling, Hegel), der bis in die erste Hälfte des 19. Jahrhunderts gewichtiger war. Darauf folgte wieder eine Wellenbewegung des Materialismus.

Für die Geschichte des Assoziationss-Konzepts, das dem Dissoziations-

Modell in der Psychopathologie (Pierre Janet) und den Neurowissenschaften (Meynert) den Weg bereitet, ist Johann Friedrich Herbart (1776-1841) der gewichtigste Philosoph (1809-1833 auf dem Lehrstuhl von Kant in Königsberg, dann in Göttingen). Er entwirft eine „Psychologie als Wissenschaft, neu gegründet auf Erfahrung, Metaphysik und Mathematik" (1824/25). Erfahrung: Herbart nimmt „Vorstellungen" als Bewusstseinsinhalte. Metaphysik: das Ich ist eine Seinseinheit (Reale). Mathematik: Regeln der Apperzeption, Assoziation zu Komplexen. Komplexe wurden durch Affekte (im weiten Sinn, auch Triebe) gebunden und banden selbst Affekte.

Das Ich ist in Herbarts Deutung der Schnittpunkt von Vorstellungen (-sreihen), apperzipierenden und apperzipierten, aber – theoretisch inkonsistent – eine Seinseinheit, die apperzipiert (also Assoziationen hervorbringt).

Vorstellungen (im weiten Sinn von Sinneseindrücken, Gedanken, Erinnerungen, Gefühlen, Willen etc.) werden kombiniert: von wem? mit welcher verknüpfenden Kraft (synthetische Energie)? in welchem Substrat der Person versammelt? Herbart bleibt in der Tradition Humes: die Negation eines Subjekt-Substrates, die psychischen Elemente sind als gegeben angenommen und sie sind in ständigem Fluss: Aktualitäts-Psychologie ohne Substrat der Assoziations-Prozesse.

Assoziation / Dissoziation im Psychischen und Somatischen
Assoziation (Verknüpfung) von Atomen, Elementen nach dem Modell der Chemie und Physik wurden gedanklich auf die Psyche übertragen. Auch sie wurde vorgestellt als aus Elementen bestehend, die assoziiert waren und dissoziieren konnten: eine Art Psychomechanik. Gerade als physikalistische Vorstellung eignete sich das Assoziations-Modell für eine Anwendung im Somatischen und im Psychischen. Je mehr die

Neuroanatomie, -histologie durch die Fortschritte in der Färbe-, Schnitt-, Mikroskopiertechnik von Hirnkernen und von der netzartigen Verbindung der Nervenbahnen lernte, umso mehr bot sich das Dissoziations-Modell zur Deutung von psychopathologischen Manifestationen an: Wernicke z.b. nahm an, dass Wahn durch eine Unterbrechung normaler Verbindungen von Nervenbahnen und -kernen zustande komme. Heute ist mit dem Aufblühen der Neurowissenschaften die Frage der Interaktion von Zentren rsp. ihrer Dehiszenz wieder hoch aktuell.

Dissoziation muss nicht Zerstörung, Fragmentation, definitive Auslöschung bedeuten! Es gibt auch episodische und in bestimmten Lebenssituationen (z.B. Missbrauch und andere Traumen) sogar funktionell „heilsame", psychohygienisch nützliche Trennung von Zusammenhängen (z.B. passagere Amnesien, Sensibilitätsausfälle u.ä.).

Wo Assoziation angenommen wurde, in der Psychologie und Psychiatrie des 19. und beginnenden 20. Jahrhunderts (Eugen Bleuler) immer weiter ausgesponnen zur Grundlage normalpsychologischer Leistungen und psychopathologischer Geschehnisse, musste auch „Dissoziation" vorkommen: gestörte, nicht gelingende, zerbrechende Assoziation. Im Psychologisch-, Psychopathologischen faszinierten die Dissoziativen Störungen der Hysteriker und der Multiplen Persönlichkeiten (Pierre Janet). Psychosen mit dem Anschein des Zerfalls der Persönlichkeit riefen viele dahin gehende Namensvorschläge hervor. Schliesslich siegte die Bezeichnung „Schizophrenien" von Eugen Bleuler, wie er die Dementia praecox von Emil Kraepelin taufte (1908, 1911). Dieser Name war bildhaft genug, „handlich" als Substantiv im Singular und Plural und auch als Adjektiv zu gebrauchen.

Assoziationspsychologie und Psychopathologie
Wilhelm Wundt (1832-1920) folgte der Assoziationspsychologie.

Allerdings fügt er dem passiven Vorgang der Assoziation noch den aktiven, willentlichen der Apperzeption hinzu. Darin manifestiert sich seelische Eigentätigkeit, die als „Einheit" der Psyche erlebt wird. Da verbindet Wundt den atomistischen Aktualismus mit der „Tathandlung" des Ich bei Fichte und dem „Willen" bei Schopenhauer. Mit dieser Aktivität, bei Fichte mit dem verstärkenden Ausdruck „Tathandlung" ausgedrückt, mit dem sich das Ich selbst setzt, wird ein ganz anderer Gesichtspunkt in die Psychologie eingebracht: die physikalistische Vorstellung von Assoziation nach Art von Gravitationsanziehung, von Magnet-Kräften, die Atome oder Elemente verbinden (Assoziation) oder auseinander geraten lassen, wird durch Eigenaktivität der Psyche als grundlegenden vitalen Geschehen ergänzt. Das ist psychische Eigendynamik! Sie ruft die Frage auf nach den konzeptionshistorischen Wurzeln: Eigenaktivität der Psyche liegt ja dem Denkmodell von Selbstheilungs-Kräften, autoreparativen Vorgängen, Selbstrettungsanstrengungen zugrunde, das 1835 für die Psychiatrie der anthropologisch, organismisch (psycho-physiologisch belebter Organismus) denkende Ideler im Gefolge von Stahl und Langermann ausarbeitete. Da war eine reiche Einsicht in die Psychodynamik von psychopathologischen Symptomen, besonders Wahn. Stahl, Langemann, Ideler achteten die autoreparativen Vorgänge im Bewusstsein (Einzelheiten s. Scharfetter 1995).

Aus der Assoziationspsychologie stammt ein früher psychologischer Test: das Assoziationsexperiment, das auf Galton zurück geht, von Ebbinghaus aufgenommen und von Wundt weiter entwickelt wurde (ergänzt um die Zeitmessung). Von Wundt übernahm Kraepelin in seiner Heidelberger Zeit diesen Test. Dort lernte ihn Ricklin kennen und brachte ihn zu E. Bleuler nach Zürich ins Burghölzli. Mit dem Instrument wollte man „Komplexe" entdecken. Komplexe – das sind

Ballungen, resultierend aus Assoziationen: Verbindungen von Erinnerungen (z.B. an Traumen), Gedanken, Emotionen um seelische Wunden, Konflikte, Dilemmatas. Der Ausdruck „Komplex" wurde immer inflationärer gebraucht. Auch das Ich wurde als „Komplex" aufgefasst. Jung hat sich 1906 mit dem Assoziationsexperiment habilitiert. Bleuler blieb der Assoziationspsychologie bis ins Alter treu, blieb (gegen Guhle, Jaspers u.a.) der phänomenologisch orientierten Psychologie fremd und leitete 1925 die Psyche, Gewissen, Moral, prosoziales Verhalten assoziationspsychologisch aus seinem „materialistischen Monismus" ab (Selbstbekenntnis, s. Scharfetter 2006).

Die Assoziationspsychologie fand weite Verbreitung im 19. und 20. Jahrhundert. W. Griesinger ist ein wichtiger Vertreter (1845 erste Auflage seines Lehrbuches). Pierre Janet war von den histrionisch-theatralisch imponierenden, kaleidoskopartig wechselnden, formenreichen Verhaltensweisen der „Hysteriker" und der Multiplen Persönlichkeiten fasziniert, die wie ein Regenbogen in vielen Farben schillerten zwischen „normal" (im Sinne der Durchschnittsnorm) und hoch pathologisch (im Sinne von dramatischem Austrag des Lebensversagens, Dysfunktionalität, Infirmität, episodisch oder über Jahre ihres Lebens). Gedächtnislücken (Amnesien), Lähmungen (Paralysen), Sensibilitätsausfälle, Aphonien, Anfälle (Krämpfe, Pseudoepilepsie) imponierten den Beobachtern, die solche Erscheinungen gar im Theatrum des Hörsaals induzierten (Charcot). Trance, Austritte aus dem besonnenen mittleren Tageswachbewusstsein, ekstatische Erregungen, wechselnd mit katatoniformem Stupor irritierten die Umgebung in Familie, Gemeinschaft, Hospital. Besessenheit, Zungenreden (Glossolalie), Selbstgeisselung, Visionen, Auditionen alarmierten gleichermassen Pfarrer und Alienisten (Psychiater). Die Kirchenmänner versuchten es mit Exorzismus, die Psychiater mit Hypnose. Das Lager der Psychiater war geteilt zwischen der Annahme einer Somatose (Gehirnstörung) und der einer Psychose („nur" seelische Krankheit).

Pierre Janet (1857-1949) griff die Assoziationspsychologie (aus welchen Quellen?) schon um 1882 auf, sprach von „agrégation" und „desagrégation". Durch Charcot kam sein Interesse an der Hysterie. Bei solchen Menschen vermutete er den Ablauf „psychologischer Automatismen", indem traumatisch verursachte unbewusste „fixe Ideen" in einer Art doppeltem Bewusstein wirkten (1889). Die traumatogene Schwäche des psychischen Tonus bewirke eine Einengung des Bewusstseinsfeldes (1892). In einer Umwandlung der „Neurasthenie" von Beard benannte er solche psychische Schwäche „Psychasthenie" (1901), die Träger der Schwäche Psychastheniker. Diese Psychasthenie sei die Grundlage der symptomproduzierenden unbewussten fixen Ideen. Auf der Ebene des Wachbewusstseins bewirke die psychische Schwäche eine Minderung der Realitätsfunktion, wovon sich Depersonalisation, Derealisation und Zwangsideen ableiteten.

Pierre Janet (Ellenberger 1975, van den Hart & Friedman 1989) fesselte besonders die chamäleonartig wechselnde Präsentation der personalen Identität mancher dieser Menschen. Sie schienen zu fluktuieren zwischen männlicher und weiblicher Identität (bis in Mimik und Haltung), zwischen einfühlsam, verständig, nahe, beziehungsfähig einerseits, distanziert, kühl, aggressiv, „entrückt", „besessen" von fremden Mächten (Geistern, Dämonen) andererseits. Sie berichteten von schwerem Missbrauch, Misshandlung, Folter (z.B. in satanistischem Kontext) – und die Untersucher wussten nicht zu unterscheiden zwischen wahrer Geschichte, Lüge oder eben einer abgetrennten „anderen" Geschichte bei einer „gespaltenen", alternierenden, dissoziierten Persönlichkeit.

William James (1890) befasste sich (auch mit Bezug auf Janet)

ausführlich mit dem Thema und fasst zusammen (vol. 1, p. 206):
"It must be admitted, therefore, that in certain persons, at least, the total possible consciousness may be split into parts which coexist but mutually ignore each other and share the objects of knowledge between them. More remarkable still, they are complementary."

Das „Normenbild" der Zeit war eine „starke", stabile, einheitliche Persönlichkeit (eine solche attribuierten sich die Autoren implizit auch selbst). Die erschreckenden und faszinierenden schillernden „Abweichungen" von der stabilen bürgerlichen Persönlichkeit erschienen als schwankend wie das Schilf im Wind, als „schwach". Da war die Namensgebung nahe gelegt: „Psychastheniker". Die Deutung verschmolz unklar mit den Konzepten der Disposition: angeborene Schwäche aus Vererbung oder Keimschädigung oder durch Psychotraumen (Missbrauch, Inzest) erworbene Schwäche. Jedenfalls „Schwäche" gegenüber der standhaften, flexiblen oder rigiden Sthenizität, Robustheit, Resilienz des „Gesunden".

Der Psychastheniker wurde zum Modell des vulnerablen Menschen, der die imposante Polymorphie „abnormen" Verhaltens präsentierte. Das Modell hält sich auch nach dem Aufgeben des Namens Psychasthenie, Hysterie, es erscheint unter „Persönlichkeitsstörungen", Typ histrionisch, borderline, schizotypisch u.a. Und die dichotomen oder integrativen Ätiologie-Deutungen halten sich auch in der Zeitepoche der Neuroscience, die die (fast) lebenslange Neuroplastizität anerkennt und somit zwischen Lebenserfahrung und Gehirn eine Brücke gefunden hat, die zumindestens konzeptionell zwischen Erleben, Erfahrung, psychosozialem Kontext und hereditären Dispositionen vermitteln kann und die unfruchtbare Polarisierung entweder endogen oder exogen vermeidet. Die schon von Heinroth (1818) angeregte Einteilung der psychischen

Krankheiten in idiopathische und symptomatische (diese als Folge erkennbarer Schäden) bleibt als heuristisch brauchbar bestehen.

Die Psyche im Kräftespiel von Assoziation und Dissoziation
Die organisierte Kohärenz des Bewusstseins, seine Integration, ist in der Sicht von Ideler zerstört, wenn er formulierte (1847), dass das Bewusstsein um „seine Reorganisation" ringe. Da ist ja der Gedanke schon da, dass es Psychosen mit einer Desorganisation, Desintegration, einem Zerfall der Bewusstseinsfunktionen einschliesslich des Ich- oder Selbstbewusstseins gebe. Von da führt der Weg direkt (aber nicht ausdrücklich eingestanden) zu den zahlreichen Namens-Vorschlägen um 1900: Dementia sejunctiva (Wernicke, Gross), Zerfallspsychose, „Bewusstseinszerfall, Zerfall des Bewusstseins" (Gross 1904).
Die Vorstellung vom „Zerfall" des Bewusstseins gehört zur Assoziationspsychologie Herbarts, die sich in den zwei Linien als psychologische und somatische „Dissoziation" durch das 19. Jahrhundert zieht und bei Meynert (1884) und Wernicke (1900) zusammen kommt, allerdings mit somatologischem Primat: die Unterbrechung der morphologisch-physiologischen Verbindungen zerebraler Bahnen zwischen ihren Zentren „erkläre" die psychischen Zeichen der Psychosen.
Wernicke (1900) formulierte die Sejunktions-Theorie; das ist die Anwendung der Vorstellungen der Assoziations-Dissoziationslehre auf die Zerebralphysiologie und sekundär dazu auf die Psychopathologie. Sejunktions-Psychosen waren charakterisiert durch eine Trennung, einen Zerfall psychischer Funktionen, die er in allo-, auto-, somatopsychische Bewusstseinsbereiche einteilte. Die Zerstörung der Verbindung von Assoziationsketten untereinander führt zu einem Nebeneinander statt Miteinander der Funktionen. Das bedeutet „Zerfall der Individualität", „Spaltung der Persönlichkeit".

Stransky (1903, 1904) sprach statt von Spaltung von Koordinationsstörung zwischen Thymo- und Noopsyche, von intrapsychischer Ataxie. O. Gross (1904) übernahm die Theorie Wernickes zur Auslegung der Kraepelinschen Dementia praecox. Bei dieser geschehe ein Auseinanderbrechen von Assoziationsreihen und ihrer Koordination durch Ausfall einer einheitsstiftenden höchsten zerebralen Regulationsinstanz. Die Folge sei Bewusstseinszerfall, das ist Sejunction. Deshalb wollte er die Dementia praecox umbenennen zu: Dementia sejunctiva.

Von diesem Namen Dementia sejunctiva, Bewusstseinszerfall, zu Bleulers Neologismus (1908, 1911) Schizophrenie ist nur ein kleiner Transfer ins Griechische: schizein = spalten, phren = Bewusstsein, Verstand, Gemüt. (Berze 1914 weist auf diese „Übersetzung" hin, deren sich Bleuler bewusst war).

„Zerfall" kann das Bewusstsein – als Substanz konzipiert – meinen oder die „Funktionskomplexe" des Bewusstseins (Denken, Erinnerung, Ich-Bewusstsein, Affekte, Realitätsbezug) oder die Inhalte des Bewusstseins. „Zerfall der Individualität" entspricht der Spaltung der Personalität. Ein Kranker spricht es im Rückblick aus: „Es kommt mir vor, als wenn jene Zeit eine totale Dekompensation gewesen wäre" (Mayer-Gross 1932, S. 352).

Die Kraft des Zusammenhaltens konnte nur postuliert werden, erschlossen: Griesinger (1861) sprach von „psychischem Tonus", P. Janet vom „abaissement du niveau mental", energetischem Tiefstand als Voraussetzung für die Dissoziation. Entsprechend ist sein Ausdruck „Psychasthenie". Von hier geht der Weg zu Berze (1914), der eine „primäre Insuffizienz der psychischen Aktivität", Schwäche des „Bewusstseinstonus", des „intentionalen Tonus", Ich-Schwäche, annahm und eine „Hypophrenie" aufstellen wollte, neben der Dementia praecox und den Schizophrenien Bleulers. Berze nahm eine hypotonische, hypo-

phrene Anlage an (147), die Vulnerabilität (143) bedeute. Er vermutete einen „subkortialen Tonusregulator" (143) als zerebrale Schwachstelle. Bleuler suchte nach der kohärenzstiftenden Kraft, die Assoziationen ermögliche: „dieses dynamische Etwas" (1919, 21) nannte er „Assoziationsspannung" (1919) und „Schaltspannung" (1920, 159, 160). Es bleibt bei den physikalistischen Bildern: Assoziationsspannung nach dem Bild der elektrischen Spannung. (Nebenbei: Bleuler nennt das ein Elementarsymptom der Schizophrenie: „Symptom" ist ihm hier ein hypothetischer Vorgang, nicht ein „sichtbares" Zeichen).
Gruhle (1922, 86-87) bedauerte den „unleidlichen Missbrauch" des Wortes Assoziation bei Bleuler: „es deckt allmählich alles und daher nichts".
Das Dissoziationsmodell dient H. Ey (1948) zur Ausarbeitung seiner Interpretation psychischer Störungen. Er nimmt eine „dissolution de fonctions existantes" an, die je nach dem Grad der dabei erreichten „niveaux de dissolution" die verschiedenen klinischen Bilder hervorbringt, Grade der „destructuration de la conscience".

Das Dissoziations-Modell wurde aber in der Psychiatrie auch für hirnpathologische Deutungen der Psychosen angewandt; so etwa Meynert, der Wahn als Unterbrechungen von Verbindungsbahnen im Gehirn deutete. Seine „Amentia" war das Muster der psychopathologischen Folgen von zerebralen Faser-Unterbrüchen (Dissoziationen: Dementia sejunctiva).
Wo psycho-mentale Funktionsbereiche als relativ selbständig gedacht wurden (Sensorik, Mnesis, Emotionen, Triebe, „Ich"-Komponenten) – das passte zur weit gehenden Hirn-Lokalisations-Lehre (z.B. Kleist um 1930) – dort konnte ein Elementenkomplex erkranken: so spurte dieses Denkmodell in die Konstruktion von (mehr-weniger selbständigen)

„Affekt-Krankheiten" ein, ein Prozess, der in Kraepelins „Manisch-Depressives Irresein" mündete – und, früh schon und bis heute nicht abgeschlossen, „Dissoziation", Zerstückelung in separate „Krankheiten" (bis zu ICD und DSM) in Gang setzte.

Ein ganz wesentlicher „Komplex", d.h. Resultat von Assoziationen, „war" das Ich, das Selbst, die Person. Dieser Komplex „konnte" durch „Lockerung" der Assoziation erkranken: die Schizophrenien als „zerspaltene Seele, zersplitterter Geist."

So kam es auch, durch Kraepelins Dichotomie in affektdominante und nicht-affektdominante Psychosen und die scheinbare Konfirmation dieser Teilung durch die gute Prognose der ersten (Remission ohne Folgen), die schlechte der zweiten („Demenz" im damaligen Sinn allgemeiner psychischen Schwäche), dass den Schizophrenen kontrastierend „nur" ein Defizit an Affekten (Athymie) oder ein paradoxer Affekt (Parathymie) attribuiert wurde. Solche Denkmodelle prägen auch die nur scheinbar voraussetzungslosen empirischen Untersuchungen mittels Skalen, die die Kraepelinsche Dichotomie perpetuieren und die Alogie und Athymie der „Negativschizophrenen" festhalten und allenfalls die „desintegrativen" Formen (die Kahlbaum-Hecker'sche Hebephrenie mit Denk- und Sprach-Inkohärenz und Parathymie) noch gelten lassen.

Neben den Schizophrenien als Sonderfall Dissoziativer Störungen des ichhaften Persönlichkeitskeimes gibt es um 1900 noch die alternierenden und multiplen Persönlichkeiten, heute „Dissoziative Identitäts-Störungen" genannt, und die Abspaltungen von Teilfunktionen (bes. Gedächtnis) bei den „Psychasthenikern" (P. Janet), d.s. die Persönlichkeiten, die wenig Kohärenz-Potential haben und zu Dissoziation disponiert sind.

Die drei Wurzeln des Schizophrenie-Konzepts von Eugen Bleuler
Eugen Bleuler legt in seiner Schizophrenie-Monographie 1911 die

Quellen dar. Man kann dazu die Stichworte auflisten:
E. Kraepelin   Nosologie
J. Herbart (indirekt) Dissoziationsmodell
S. Freud   Symptom-Deutung

Das Nosologie-Konstrukt Kraepelins ist eine Fortsetzung der Ideen von Kahlbaum, Erscheinungsbild und Verlauf als Grundlagen einer Krankheitseinteilung zu nehmen. Kraepelin subsummierte die so entstandenen klinischen Erscheinungs-Verlaufs-Typen schrittweise in die Neukonstruktion „Dementia praecox", wobei zwei Prinzipien leitend waren:
1. Ausgang in Demenz/Verblödung (sc. im damaligen Wortverständnis allgemeiner psychischer Schwäche, nicht im Sinne von Intelligenz- und Gedächtnisverlust).
2. Das Postulat einer zugrunde liegenden Hirnkrankheit (wie schon Griesinger annahm).

Bleuler übernahm weitgehend die Kraepelinsche Grenzziehung der Psychopathologie, relativierte die Postulate früher Beginn und ominöser Verlauf, Ausgang. Beide, Kraepelin und Bleuler waren sich nicht bewusst, dass sie die Krankheit Dementia praecox – Schizophrenie erfanden, konstruierten (nosopoetischer Akt), nicht entdeckten (s. dazu Scharfetter 2008, Boyle 1990).

Bleuler folgte Freud in der Symptom-Deutung, die er auf Komplexe, zur Hauptsache „Sexualkomplexe" zurückführte. Eine biographisch-verstehende Psychopathologie ist nicht entwickelt. Psychoanalyse bedeutete Komplexsuche in Wachleben und in Träumen, oft in wenigen Wochen. Von Freud war vorgegeben, was der Psychoanalytiker finden könne: Sexualkomplexe, Verdrängung, Verleugnung, Abspaltung.

Die Assoziationspsychologie war mit der Psychoanalyse verknüpft

(Komplex-Lehre), diente Bleuler aber darüber hinaus als das grundlegende Deutungsmodell in Psychologie (1921) und Psychopathologie.
Die Assoziationspsychologie war zur Zeit von Bleulers Medizinstudium und Assistentenzeit die gängige Psychologie. Noch waren Intentionspsychologie (Intentionalität des Bewusstseins als Gerichtetheit von psychischer Kraft) und Phänomenologie als differenziertes Studieren der Erlebnisse und der Reaktionen darauf nicht in die Psychiatrie aufgenommen. Bleuler lernte die Assoziationspsychologie nach eigenen Aussagen ca. 1880 als Student und später als Assistent bei Forel kennen. Sie blieb ihm lebenslang das Deutungsinstrument. Er sprach viel von Assoziationsstörung, gebrauchte aber nur selten das Wort Dissoziation (Scharfetter 2008).
Die Assoziationspsychologie war auch einer der Leitfäden für Freud: die (seine und des Patienten) Assoziationen zu Einfällen, Ängsten, Begehren, Träumen, Fehlleistungen führten ihn wie ein Ariadne-Faden ins dunkle Reich des Unbewussten – auf dessen Altar tief im Labyrinth Sexus regierte. Sexualität und Sexualpathologie sowie solche Trauminhalte waren damals für manche Autoren faszinierend, nicht nur neu entdecktes Land für Freud.
Diese „Assoziationen" mögen die Verknüpfung von Freud u. Bleuler gebahnt haben. Jedenfalls war Bleuler ein begeisterter Anhänger und vehementer Verteidiger des Gedankengutes der frühen Psychoanalyse. Später stiess ihn die sektenartige Orthodoxie und der päbstliche Führungsanspruch Freuds ab. Dazu kamen ernüchternde Erfahrungen über die begrenzte Wirkung der Psychoanalyse als Heilverfahren für die „grosse" Psychiatrie (speziell der Schizophrenie). Bleuler lehnte die psychoanalytische Ätiologie-Konstruktion der Dementia praecox durch Freud ab.
Die assoziationspsychologische Deutung der Schizophrenien durch

Bleuler soll hier in einem eigenen Abschnitt dargelegt werden.

Gestörte Assoziationen in Bleulers Schizophrenie-Deutung

Assoziation hiess Verbindung mentaler Inhalte. Verbindend waren in der Sicht vieler, so auch Bleulers, die Affekte. Daher stammt die starke Gewichtung der Affekte in der Psychopathologie, besonders für die Wahndeutung, die Komplexe vermutete, d.h. affektgeladene Knäuel von Gedanken, Erinnerungen, Gefühlen, Hoffnungen, Ängsten etc. Andererseits ist die Hervorhebung der besonderen Affektstörung bei den Schizophrenien (Affektarmut, Parathymie, Beziehungsstörung) vermutlich mit Kraepelins Dichotomie der einheitlicheren und scheinbar nachfühlbaren Affekte bei dem „manisch-depressiven Irresein" im Kontrast zur „befremdenden" Emotionalität der „Kontrastpsychose" Dementia praecox zu sehen. Denn die „Affektkranken" erscheinen meist klar, kontaktfähig, einheitlich, kohärent, abgegrenzt, selbstidentisch – ihr Denken in der Depression verarmt und eingleisig, in der Manie überströmend, in starker Manie allenfalls sprunghaft, verworren-verwirrt.

Die Schizophrenien werden im Kontrast dazu stilisiert. Kraepelin tätigte recht kühn die Einung (Enosis) aller Affektkranken mit guter Prognose und im Kontrast der nicht-affektiv, sondern im Denken Kranken mit schlechter Prognose (Dementia praecox). Diese Zusammenfassung der zwei Kontrastgruppen ermöglichte die Dichotomie der „idiopathischen", „endogenen" psychischen Krankheiten.

Das Postulat der Somatose, die kryptogen blieb, ist beiden Konstrukten untergelegt. Kraepelin und Bleuler hielten dieses Schema für eine realistische Abbildung von „echten" Krankheiten, nicht nur von Typen aus Erscheinungsbildern im Quer- und Längsschnitt.

Bleulers Psychopathologie ist von der Assoziationspsychologie bestimmt. Zu ihr gehört das Konzept „Komplex": affektgeladene Verbindungen psychischer Inhalte im Bewusstsein oder im Unbewussten. Wie oben angemerkt, ist hier eine wichtige Verbindung zu Freuds Psychoanalyse. Denn was bei Bleuler „Affektivität" heisst, ist bei Freud (mit seiner Tendenz zur Reduktion zu unitarischen Modellen) Sexualtrieb.

„Assoziations"-Störung bedeutet für Bleuler Verschiedenes: Fehlen „normaler" Verbindungen (was „normal" sei, wusste der Experte aus Eigenem) der Gedanken, der Gedankeninhalte mit den Affekten (Parathymie), der Gedankenkette in logischer Stringenz (Paralogik), der Kohärenz der Sprache (die am unmittelbarsten die Dissoziation spiegelt), idiosynkratischer Wortgebrauch, Sinn-, Bedeutungs-Kontaminationen, Substitution von gängigen Bedeutungsattributionen durch „eigensinnige" eigene u.v.a. Assoziations-Störung – die wird zum universalen Deutungsinstrument, sie wird bald deskriptiv, bald interpretativ, bald gar als Kernstörung der Schizophrenen (und damit als primäres Symptom) genommen.

Hier stelle ich die Text-Stellen von Bleuler zusammen:

Bleuler geht 1894 auf Dissoziation ein in seinem Aufsatz *„Versuch einer naturwissenschaftlichen Betrachtung der psychologischen Grundbegriffe"*. Bleuler spricht von der Assoziation dynamischer Komplexe mit Erinnerungsbildern, welche die Persönlichkeit formten. Das kann im Bewussten oder Unbewussten geschehen (7). In der Fussnote 1 von Seite 9 merkt er an:

„Wir sehen bei Geisteskranken starke Störungen der Organgefühle meist oder immer mit Zertrümmerung der Persönlichkeit und umgekehrt eine Zertrümmerung der Persönlichkeit mit Störungen der Organgefühle verbunden."

„Bei unbewussten oder weniger bewussten Handlungen hat der Ich-Komplex

keine oder nur geringe Verbindung mit der der Handlung vorausgehenden Überlegung" (14).

„Im Ich selbst liegt eine grosse Anzahl von Assoziationsgruppen" (15).

„Wenn Erinnerungsbilder ... mit dem Ich-Komplex sich verbinden" (17).

„Bei den meisten Psychosen ist in erster Linie der Ablauf der Assoziationen alteriert" (19, ähnlich 21).

Also: die von Bleuler monistisch, materialistisch, deterministisch verstandene Assoziationspsychologie dient zum Entwurf einer Psychologie. In der Rede von nicht gelingenden oder erschwerten Assoziationen ist das Dissoziationsmodell impliziert; aber er gebraucht das Wort hier nicht.

1902 Dementia praecox: In diesem ersten englischsprachigen Aufsatz Bleulers ist das Dissoziationsmodell mehrfach eingebracht.

„All cases of dementia praecox are characterized by a definite alteration of the emotions and in the association of ideas; this alteration is proper to this disease and is not met with in any other psychic conflicts" (115).

„The association of ideas in dementia praecox is disturbed in such a way that on the one hand the mental connections are interrupted ... in the other hand, there appear thoughts, the connection of which with the preceding ones, either in part or as a whole, is not traceable" (116).

„...it may be difficult to find any association of ideas at all ... disturbances of connection ... disturbances of association".

Also auch hier die gestörten Assoziationen, aber nicht das Wort Dissoziation.

1906 *Über die Bedeutung von Assoziationsversuchen:*

"Alle aktive psychische Tätigkeit beruht auf ... Assoziationen. Die Assoziation ist ein Grundphänomen der psychischen Tätigkeit. ... Wir diagnostizieren jetzt schon in vielen Fällen aus Assoziationen Dementia praecox...."

Hier (1902, 1906) ist also Bleulers erste Bezugnahme von (sc. gestörten) Assoziationen zu „seiner" späteren Schizophrenie.

1906 in *„Bewusstsein und Assoziation"* verweist Bleuler auf P. Janet, seine experimentellen Studien über unbewusste Vorgänge. Er spricht von der „Abtrennung des Unbewussten" (242), von der Spaltung der Persönlichkeit. (250).

Um 1900 war das Dissoziationsmodell gängig zur Interpretation polymorpher Psychopathologien, keineswegs nur der Kraepelinschen Dementia praecox, sondern auch der „Neuropsychosen" Freuds, der Hysterie in all ihrer Vielfalt. Pierre Janet war damals noch sehr geschätzt, bevor seine Psychologie, -pathologie durch die Psychoanalyse verdrängt wurde.

1908: In dem Aufsatz über *die Prognose der Dementia praecox*, in dem erstmals offiziell der Name Schizophrenie erscheint, bezieht sich Bleuler wieder auf das Dissoziationsmodell (auch hier ohne diesen Begriff zu verwenden). Es heisst da (460): „... dass die psychischen Relikte eines ... Prozesses ... von der Persönlichkeit abgespalten werden".

1911: In der *Schizophrenie-Monographie* ist das Dissoziationsmodell voll entfaltet.

„Ich nenne die Dementia praecox Schizophrenie, weil ... die Spaltung der verschiedensten Funktionen eine ihrer wichtigsten Eigenschaften ist" (5).

Gestörte Assoziationen in Bleulers Schizophrenie-Deutung

Im Abschnitt „Die Symptomatologie" stellt Bleuler die Assoziationsstörung mit der Affektstörung und der Ambivalenz als Grundsymptome dar (10).

Die gestörten Assoziationen sind Bleulers Grundmodell für seine Darstellung der Symptomatologie. Er behandelt es sowohl als deskriptives Merkmal, am deutlichsten in der Denkstörung (10) und in der Verwirrtheit (184, 260), aber auch als Interpretationsinstrument (z.B. Autismus als Loslösung von der Wirklichkeit, 52).

„Die Assoziationen verlieren ihren Zusammenhang" (10), das zeigt sich im mündlichen und schriftlichen Ausdruck von Denken, Sprache, Schrift, besonders in den Sperrungen.

Die Affektstörung („gemütliche Verblödung", 31) beruht darauf, dass die Einheitlichkeit und Angepasstheit der Affektäusserung fehlt (33): Parathymie und Paramimie (42). Die Ambivalenz ... „sie ist eine so direkte Folge der schizophrenen Assoziationsstörung ..." (43).

Der Autismus (51) ist die „Loslösung von der Wirklichkeit zusammen mit dem relativen oder absoluten Überwiegen des Binnenlebens (52). Darin können „die Beziehungen zu der von der Psyche abgesperrten Wirklichkeit verloren" gehen (54).

Die Aufmerksamkeit (51) kann gespalten sein und zu Sperrungen im Denken und Sprechen führen.

„Die Spaltung der Persönlichkeit kommt nirgends so auffällig zum Ausdruck, wie in der Stellung der Wahnideen zu der übrigen Psyche" (104).

Die Person:
„das Ich kann die mannigfachsten Veränderungen erleiden" (117).
„Einzelne gefühlsbetonte Ideen ... bekommen eine gewisse Selbständigkeit, so dass die Person in Stücke zerfällt. Diese Teile können nebeneinander bestehen

und abwechselnd die Hauptperson, den bewussten Teil des Kranken einnehmen. Es kann aber auch der Kranke von einem gewissen Zeitpunkt an definitiv ein anderer sein" (117).

Hier ist das Feld der heute Dissoziative Identitätsstörung genannten Phänomene angesprochen und ihre Konfluenz mit der Symptomatik von Schizophrenien. Bleuler erwähnt den Wechsel der Identitäten (118), verschiedene Sprache und Affektwechsel (120), verschiedenes Schriftbild (132), je nach dominanter Identität.

Das grosse Spektrum der damals als Hysterie bezeichneten Symptome kommt auch bei Schizophrenen vor: Anfälle (145), „motorische" Störungen wie Zittern, Rülpsen, Grunzen (147), Manieren (157), Dämmerzustände und Ekstasen (178), Ganser Symptome (180), Fugues, Wanderepisoden (185).

„Kein hysterisches oder neurasthenisches Symptom ist der Schizophrenie fremd" (261).

Solche Symptome führt Bleuler auf die supponierte „schizophrene Hirnveränderung" zurück, die „eine der häufigsten disponierenden Ursachen hysterischer Symptome" sei. Daher gilt, „dass jedes hysterische Symptom auch auf dem Boden der Schizophrenie entstehen kann" (220). Bleuler betont, dass Spaltungen nicht diagnosenspezifisch sind:

„Die systematischen Spaltungen, die z.B. die Persönlichkeit betreffen, finden sich in vielen psychotischen Zuständen, bei Hysterischen noch viel ausgesprochener als in der Schizophrenie (mehrfache Persönlichkeiten). Deutliche Spaltung aber in dem Sinn, dass die verschiedenen Bruchstücke der Person bei guter Orientierung in der Umgebung nebeneinander existieren, wird sich wohl nur bei unserer Krankheit finden" (243).

Entsprechend schwierig ist die Differentialdiagnose der Schizophrenien gegen Hysterie und Neurasthenie (261ff). Es bleibt die Einschätzung des Rapportes (262), der Affekte (262), stabiler Wahn (263). Und der Blick des Klinikers:

"Wenn ein angeblicher Hysteriker verrückt wird oder verblödet, so ist er eben ... kein Hysteriker, sondern ein Schizophrener" (235).

Und der Begriffszerfall:

"Die Dissoziation der Begriffe kommt bei der Nervosität nicht vor, ist also, wenn vorhanden, ein sicheres Zeichen der Schizophrenie" (264).

Im Abschnitt „Theorie" steht die Assoziationsstörung als primäres Symptom (285), das den Krankheitsprozess ausdrücke, die mannigfachen „Spaltungen psychischer Funktionen" (293) im Zentrum. „Die Spaltung betrifft immer Komplexe" (295). Die Spaltung dieser ist *"keine absolute .. sie [die Komplexe] sind ja mit dem Ich mehr oder weniger verbunden und können somit wenigstens via Persönlichkeit einander beeinflussen ... so erscheinen die Patienten entsprechend ihren Komplexen in verschiedene Personen gespalten"* (295).

"Die Spaltung ist die Vorbedingung der meisten komplizierten Erscheinungen der Krankheit" (296).

Hier werden zwei Arten der Spaltung mit einem Namen genannt: die primäre Lockerung der Assoziationen und die Abspaltung bestimmter Ideenkomplexe (296). Auch Affekte werden abgespalten (298). Bleuler gebraucht 1911 das Wort Dissoziation mehrfach: „dissoziierte Psyche" (263), „Dissoziation der Begriffe" (264), „dissoziative Disposition" (300), welche der Psychasthenie Janets entspricht. Je schwerer diese ist, umso geringere innere oder äussere Anlässe (Affekte, Traumen, Konflikte) führen zur Dekompensation. Je geringer sie ist, umso robuster kann die Persönlichkeit Belastungen bestehen. Und in der Theorie der Symptome wieder:

"Für ähnliche Beobachtungen ist schon längst auch das Wort Dissoziation gebraucht worden" (296).

Er verweist auch auf ähnliche Deutungen und Namensvorschläge

(Gross, Wernicke u.v.a.).
Bleuler fasst Dissoziation als Kontinuum von gesund („physiologisch") zu krank auf:
„Die schizophrene Spaltung ist wieder nur eine Übertreibung physiologischer Vorgänge" (296).
Entsprechend versteht Bleuler die Symptome der Schizophrenie als „Verzerrungen und Übertreibungen von normalen Vorgängen" (239). Die Nähe zur Hysterie und die differentialdiagnostischen Schwierigkeiten sind ihm bewusst, besonders bei florierender produktiver Symptomatik und den Dämmerzuständen (51, 179, 261 ff).
In einer späteren Vorstellung seiner Schizophrenie (1926) betont Bleuler stärker die Entität dieser Krankheitsgruppe und auch der Symptomatik, die auf die Assoziationsstörung bezogen bleibt. Bleuler referiert anlässlich einer Tagung französischsprachiger Psychiater (aus Frankreich und der Schweiz) in Genf seine Schizophrenie-Lehre. Bleuler war in Frankreich kaum bekannt, teils aus Gründen der Sprache, teils wegen seiner „Assoziation" mit Freud. Bleuler betont in dem Referat, dass die Schizophrenie „eine einheitliche Entität" sei, „vom klinischen, heredobiologischen, ätiologischen und anatomischen Gesichtspunkt". Er betont mehrfach „die klinische und pathologisch-anatomische Entität", ohne allerdings zu sagen, welche pathologisch-anatomischen Befunde diese Behauptung begründen. Die Schizophrenien „sind" für ihn eine „autonome" Entität. Dieses „organische Leiden" sei durch die „schizophrene Assoziationsstörung" gekennzeichnet. Die sekundären Symptome, der psychologische Überbau (nicht aber die Ätiologie) stammten aus „sexuellen Komplexen", wie Freud, dem er anhänge, gelehrt habe. Eine Übergangsreihe von Schizothymie über Schizoidie zur Schizophrenie sei anzunehmen. Die „Degenerierten" der französischen Psychiatrie seien seine „latenten" Schizophrenen.

Die Verdrängung des Dissoziationsmodells und sein Wiederaufleben

Nach einer langen Blütezeit im 19. Jahrhundert verlor das Dissoziationsmodell im 20. Jahrhundert sein Gewicht als Interpretationsinstrument. So ging auch Bleulers Wurzel in der Assoziations-Dissoziations-Psychologie „vergessen". Die Psychologie von Pierre Janet geriet gegenüber der Psychoanalyse Freuds ins Hintertreffen. Es dauerte Jahrzehnte, bis Freuds Einfluss geringer wurde. Freuds Verleugnung der Realität der sexuellen Traumen wurde abgelöst durch das Ernstnehmen der Traumen durch sexuellen und anderen Kindesmissbrauch. Die Folgen, nämlich dissoziative Störungen, wurden in der zweiten Hälfte des 20. Jahrhunderts anerkannt. Dazu kamen Beobachtungen von veränderten Wachbewusstseinszuständen und die Erfahrung der transkulturellen Psychiatrie, die Ausnahmezustände, Ekstasen, Trance, Identitätswechsel u.v.a. aufzeigte. Die „Wiederentdeckung" von Psychotrauma und Dissoziation breitete sich als mächtige Welle aus. Dissociation clinics und experts „entdeckten" in vielen Verhaltens- und Erlebnis-Variationen Dissoziation, entwarfen Fragebogen und Tests. Dabei kam das Thema der „alten" multiplen Persönlichkeit unter dem Namen Dissoziative Identitäts-Störungen wieder auf, zusammen mit der Trauma-Ätiologie, Kindesmissbrauch, sexuellen Überwältigungen, Satanismus u.a.

Heute ist das Dissoziations-Modell gefährdet, durch übertriebene Anwendung (overdiagnosing) inflationär zu zerfliessen und seinen heuristischen Wert als Interpretations-Instrument zu verlieren als scheinbar deskriptives Item. Versunkenheit, Absorption, Konzentrations-Abwesenheit, Trance, Ekstase, Hypo-, Para-, Amnesien, auch die intensitative Herabsetzung des Selbstgefühls in der Depersonalisation, des Umgebungsbezuges in der Derealisation – alles wird zum Dissoziationszeichen. Manche Autoren sahen und sehen die Vielfalt der Psychopathologie durch die Suchperspektive Dissoziation. Die antezedenten Vorstellungen von der Psyche, dem mind-field, zwischen einer einheitlichen substrathaft gedachten Psyche von klarer Struktur und Integration ihrer Funktionsbereiche und der uneinheitlichen Vielheit in mangelhafter Integration und Konstanz, wurden kaum je reflektiert. Die Unterscheidung von Assoziation als Geschehen (Prozess) und als Resultat eines Geschehens wurde nicht beachtet. „Dissoziation" wird als beobachtbarer Vorgang oder als Ergebnis eines Vorgangs, aber auch als interpretativ erschlossenes Geschehen und seines Resultates vermengt. Beides, Assoziation und Dissoziation, kann man nicht „sehen", sondern nur annehmen, im Rahmen eines Denkmodells vermuten. In solcher in Anbetracht der Vorannahmen relativierender Einschränkung hat das Dissoziations-Modell durchaus einen heuristischen Wert. Durch seine Anschaulichkeit verführt es zur inflationären Anwendung.

Leicht ging die Rede von der Spaltung über zur „Diagnose" von verschiedenen Ego-States, Subselves, Teilpersönlichkeiten. Das Denkmodell Spaltung verführt dazu, schliesslich bei anderen „überall" Spaltungen zu sehen (wo die Psychoanalyse Verdrängung, Verleugnung, Abschieben ins Unbewusste, Spaltung Ich-Aussenwelt, in der Psychose, Ich-Es in der Neurose hypostasierte).

Aber: die Spaltung des Funktionskomplexes Ich/Selbst im psychophysischen organismischen Sinn (also auch Leib-Ich), die die schizophrenen Syndrome als gemeinsamen Erfahrungsnenner haben, entging in der Kraepelin-Bleulerschen Krankheitsgruppe lange einer systematischen empirischen Beforschung. Zwar wurden schon lange vor der nosopoetischen Konstruktion (Erfindung) der Dementia praecox durch Kraepelin und ihrer Benennung Schizophrenie durch E.Bleuler ich-psychopathologische Beobachtungen vermerkt: Heinroth (1818) z.B. sah die Störungen der „Ich-heit", der ganzen Person. Ideler (1835-38), Griesinger (1845,1861,1871) sahen viele Ich-Störungen: Zerrissenheit,

Desintegration, Auflösung, Untergang, Fremdbestimmung, Grenzauflösung etc. Jaspers hat in seiner Allgemeinen Psychopathologie (1913, 1922) darauf hingewiesen. Aber viel später erst kam es zu einer systematischen Gliederung des Ich/Selbst-Erlebens in immer wieder gefundene Erlebnis-Dimensionen (Vitalität, Aktivität, Konsistenz-Kohärenz, Demarkation, Identität) und zu einer Sprachfassung dieser Erlebnis-Bereiche, die eine empirische Beforschung möglich machte (Scharfetter 1995, 1996).

Die Ich-Störung in den grundsätzlichen Erlebnis-Dimensionen muss im Denkmodell Dissoziation Platz haben; von dem Identitätsverlust und/ oder -wandel über die Grenzaufhebung (schutzlos Ausseneinflüssen preisgegeben) bis zur Ich-Fragmentation, das ist Kohärenz- und Konsistenzveränderung, -verlust, zur Aufhebung der Selbststeuerung (Fremdbeeinflussung) und zum Schwinden der Vitalität, der Lebensgewissheit. Diese Wurzel der Namensgebung „Schizophrenie" aus dem Dissoziationsmodell durch Eugen Bleuler wieder gegenwärtig zu haben und als Forschungsprojekt weiter zu führen, heisst: die Schizophrenen Syndrome heim zu bringen in das weite Spektrum des Dissoziativen zwischen gesund und krank (im Kontinuitätsmodell), zwischen der Abspaltung einzelner Funktionen (z.B. Gedächtnis), dem Austritt in trance-artige Bewusstseinszustände und der das Ich/Selbst als Zentrum der Person betreffenden Störung (Scharfetter 1999, 2008).

Die Pathologie des Ich/Selbst
Die schizophrenen Syndrome können als schwere Ich-Krankheiten gesehen werden. Die Dissoziation des Funktionskomplexes Ich/Selbst kann als das gemeinsame Widerfahrnis der ätiologisch und pathogenetisch verschiedenen schizophrenen Syndrome angesehen werden. Die „Störung der Assoziation" betrifft hier nicht Einzelfunktionen,

sondern das personale Zentrum, das Ich/Selbst-Bewusstsein – und zwar in seelisch-leiblicher Ungetrenntheit.
Es geht nicht nur um die Fragmentation des Ich/Selbst in der Kohärenz- und Konsistenz-Dimension. Dabei geht der Mensch auch der Selbststeuerung verlustig (Ich-Aktivitäts-Störung), manchmal gar der Gewissheit der eigenen Lebendigkeit (Ich-Vitalitäts-Störung). Mit der Störung der Kohärenz, Zusammenhang und Konsistenz (Beschaffenheit) geht meist eine Ich-Demarkations-Störung einher: der Eigenbereich ist nicht mehr abgeschirmt, Eigenes (z.B. Gedanken) gehen verloren, werden abgezogen oder manipuliert. Die Ich-Identitäts-Störung betrifft elementare Aspekte der Selbst-Identität der Gestalt, der Geschlechtszugehörigkeit, der Physiognomie (Gesicht, Hände), anderer Leibteile, oder der Herkunft (Abstammung), Rolle, Aufgabe unter den Menschen. Bei solcher zentraler Ich/Selbst-Störung gelingt meist kein interpersoneller Austausch mehr: der ist verloren oder „geht daneben".
Diese Pathologie erscheint als eines der grundsätzlichen menschlichen Reaktionsmuster, in Gang gekommen aus unterschiedlichen aetiopathogenetischen Quellen zwischen Trauma und Gift (bestimmte psychoaktive Substanzen), neurogenetischer Fehlentwicklung (hereditär oder intrauterin geschädigt) und psychosozialen Schädigungen.
Die Polymorphie der Psychopathologie spiegelt die individuell verschiedenen Reaktionen auf den ich-pathologischen Einbruch. Je stärker das Ich-Bewusstsein ge- oder gar zerstört ist, am meisten in der Ich-Vitalitäts-Störung, umso ärmer, weniger produktiv die Symptomatik, oft nur noch ohne Sprache im Leib ausgetragen (Katatones Syndrom).
Je mehr vom Ich/Selbst erhalten bleibt, umso ausgeprägter kann die „produktive" Symptomatik sein: Wahn, -systeme, -erfindungen, -Identitäten und entsprechendes „exzentrisches" Verhalten. Da wirkt viel vom

„angestrengten Arbeiten des Bewusstseins an seiner Reorganisation" (Ideler 1847).
Bei manchen Psychosen ist ein Persönlichkeitsanteil relativ stabil erhalten. Das scheint die Remissionsbereitschaft zu reduzieren: solche Menschen bleiben im Gefängnis ihrer autoreparativen „Gebäude" (paranoia-artige Monomanie, Missionarismus, Sektengründer, Erfinder u.ä.)
Bei den Ich-Identitäts-Störungen treffen wir in akuten Perioden starke Unsicherheit, Angst und ein u.U. ambivalentes Fluktuieren zwischen Mann und Frau, Heiliger und Hure, Selbstvergötterung und verdammter Sünder, in den chronischen einen Wechsel zu etablierter neuer Identität (und sozialer Rolle) als Hochgebürtige(r), Prophet, Messias, Regent o.ä.
Die „klinisch sichtbare" Psychopathologie schizophrener Syndrome ist als das Resultat sehr komplexer Wechselwirkungen zu deuten, Wechselwirkungen sowohl im prodomalen und prämorbiden Abschnitt der Pathogenese wie im klinisch manifesten Stadium. Die Ich-Psychopathologie (Scharfetter 1995) bietet ein Interpretationsmodell, das erlaubt, die vielgestaltige Psychopathologie auf die zugrunde liegenden Ich/Selbst-Störungen zu beziehen. Diese sind in enger Abhängigkeit von neurobiologischen (genetischen und nongenetischen) und psychologischen sowohl wie interpersonell-psychosozialen Einflussfaktoren zu sehen, was ihre Entwicklung, ihren Stand, ihre Gefährdung und eventuell ihre Dekompensation anlangt. Bei beginnender Dekompensation wird das Versagen oder Fehlsteuern von selbstverteidigenden, autoreparativen Anstrengungen erkennbar. Die klinische Manifestation der Psychose ist bereits ein spätes Stadium, in das Versagen, Infirmität, Selbstaufgabe in Verzweiflung, Demoralisation, Zusammenbruch und (manchmal) Elemente einer rasend-trotzigen Selbstzerstörung einfliessen. Darauf folgen weitere Reaktionen wie Rückzug, Verweigerung,

Abwehr, Abkapselung in einer Eigenwelt – oder ständiges scheues Balancieren am Rande der Gesellschaft in Scham und Abhängigkeit. Wir müssen heute annehmen, dass alle diese komplexen mentalen Vorgänge sich in ebenso komplexen neurobiologischen Funktionskreisen spiegeln. Das heisst nicht zwingend, dass die zerebralen Funktionen kausal vorangehen.

Was, welche inneren Geschehnisse oder äusseren Ereignisse zur Manifestation eines schizophrenen Syndromes führen, ist sehr verschieden zwischen offenkundigen Traumen und scheinbar kaum dramatischen Vorkommnissen im Lebenslauf. Die Auslösesituation ist nur ein Faktor im komplexen Gewebe der Ätiopathogenese. Als beitragender Faktor mag er sogar notwendig sein, aber er genügt nicht als Kausalfaktor allein. Aber es ist im Bild des Tropfens, der das Fass zum Überlaufen bringt – die Dekompensation eines labilen mental-neuropsychologisch-neurophysiologischen Systems. Oft ist eine Veränderung im Verhalten anamnestisch erhebbar (so genannte Prodrome, auch systematisch retrospektiv erhoben im Iraos-Projekt von Mannheim): stiller werden, Rückzug, Isolation, Eintauchen in Tagesphantasien von anderer Identität, Sehnsucht nach Erhöhung, Errettung; Ängste bezüglich Gender Identität, Bewältigung der Anforderungen des Erwachsenwerdens etc. Was für welche Persönlichkeit zum Trauma wird, hängt von der idiosynkratischen Vulnerabilität ab – und vom Resilience-Potential der Persönlichkeit und ihres Sozialkontextes. Welches sind die zeitlichen Relationen von traumatischem Geschehnis und psychopathologischer Manifestation? Muss ein Erlebnis mit Traumafolgen „bewusst" sein und mnestisch zugänglich – oder kann es „amnesiert", dissoziiert, unbewusst bleiben?

Ein Rest von Eigenem bleibt – jedenfalls bei manchen Psychosen vom schizophrenen Typ – im Sinne des Sichhineingleitenlassens oder der Selbstzerstörung:

Verführung zur Entrückung:
Manche Menschen lassen sich in eine psychotische Entrückung gleiten, wie einer Verführung folgend. Wenn sich die Erfahrung wiederholt, in schwierigen, schmerzvollen Lebensabschnitten in traumartige Bewusstseinszustände (Trance, Oneiroid) zu driften, kann diese Verlockung durchaus bewusst sein. Solche Zustände (states of concsiousness) können mit lebhaften Phantasien, oft der Erhöhung, der Begnadung, des Könnens, der Macht, auch schönen Halluzinationen (Licht, Wärme, Umfangen-sein, Geborgenheit, Geschütztwerden) einher gehen. Manche finden auch Strategien, solche besonderen Bewusstseinszustände zu induzieren: Isolation, sensorisches Overloading (Musik, stereotype Rhythmen), Fasten, „Meditieren", Halluzinogene. Manche steigern sich bis in eine manische Überhöhung, der Erhebung über die Erdenschwere. Das Herausgeraten aus solchen schönen Entrückungen tut weh: Bedrückung, Resignation, Müdigkeit, Auflehnung gegen das Funktionieren im Alltag.

Selbstzerstörung:
Monique, eine introspektiv und verbal begabte Patientin (s. Scharfetter, 2000, S. 132, 75) fasste eine dunkle (weil wenig oder gar nicht verständliche und einfühlbare) Seite des Psychotischwerdens in den erschreckenden Satz: „Ich habe bewusst durch Akte der Selbstzerstörung mein Ich zerstört". Diese radikale Selbstentwertung zeigte sich bei M. im Beginn. Sie kroch in einen Müllkontainer, weil sie doch so wertlos wie Müll sei.
Manche sind von Hass, zerstörerischer Wut auf sich selbst, die Familie,

die „Gesunden", die „es gut haben" (Neid!) getrieben, sich und andere zu zertrümmern, vernichten. Ein junger Mann stillte seinen Durst aus der WC-Schüssel, steckte seinen Kopf hinein, ein anderer biederte sich in selbsterniedrigender Weise zu Kniefall und Füsse-Küssen an.

Die Kleinheit, Nichtigkeit, Ohnmacht des Ich könnte als gemeinsamer Nenner der zwei Arten von Zug, Sog, Fall in die Psychose vermutet werden: die eine Art ist Flucht in die Entrückung, die andere Zerstörung. In beiden ist noch eine Verzweiflungs-Aktivität des vom Untergang, von Unerträglichkeit bedrohten Selbst.

Menschen mit schizophrenen Syndromen haben in ihrer Vorgeschichte nicht fassbar („objektivierbar") grössere, schwerere (Quantität) oder qualitativ besondere Erlebnisse als Menschen ohne solche oder mit anderen Syndromen.

Schizophrene Syndrome, Ersterkrankungen oder Rezidive, können akut ausbrechen in Situationen, die als traumatisch empfunden werden: z.B. Nachrichten über Katastrophen, Kriege (N.B.: das eigene Thema Zerstörung und Untergang gespiegelt im „äusseren" Geschehen), Volksaufstand, Protestbewegung mit gewaltsamen Massen (entfesselte Wut und Angst). Was einer disponierten Persönlichkeit zum Trigger der Dekompensation des Ich in eine schizophrene Krise wird, ist höchst idiosynkratisch. Es können sogar schöne und gute Situationen sein. So dekompensierte ein junger Mann ins Rezidiv, als ihm die Wohnmöglichkeit bei einem jungen glücklichen Paar sein Defizit an Zwischenmenschlichem, an Liebe, Geborgenheit überwältigend schmerzlich bewusst machte.

Traumatische Auslösung:
Eine junge, intellektuell unterbegabte Hilfskraft in einem Wirtshaus geriet in eine schwere akute desintegrative Psychose mit auch leiblich

erlebter Zerstörung, als sie von mehreren betrunkenen Gästen vergewaltigt wurde. „Alles fliesst aus – zusammennähen" das war ihr stereotyper Schrei, begleitet von der Geste, mit beiden Händen den Genitalbereich schützend zu bedecken.

Ein Sechzehnjähriger erstarrte in der Katatonie, als ihn seine verhärmte alleinerziehende Mutter wieder zu sich ins Bad nehmen wollte.

Eine junge, im Beziehungsbereich unglückliche Frau, geriet in die desintegrative Psychose bei ihrer Arbeit: sie musste am Fliessband Kondome auf ihre Dichtigkeit prüfen.

Ein Achtzehnjähriger erkrankte in der Rekrutenschule: Schlaflosigkeit, Angst, Wahn und Halluzinationen, er werde als Homosexueller verspottet.

Ein junger Mann, der älteste von mehreren Kindern einer armen Familie, erstarrte in der Katatonie, als nach dem Tod seines Vaters durch einen Verkehrsunfall die Mutter ihm Kleidungsstücke des Vaters gab und ihm den Platz des Vaters in der Stube anwies.

Eine bis dahin gesunde zarte Frau, Mutter zweier Kinder, erkrankte an Schulter-Nacken-Schmerzen, kam zum Rheumatologen, verliebte sich in ihn und geriet darauf in eine paranoid-halluzinatorische Psychose (Erotomanie).

Ein isoliert lebender Student zog sich immer wieder total zurück, mit Kopfhörern setzte er sich Dauermusik aus – und „verreiste" in einer Mischung von Phantasie und Wahn in leichtere, fröhlichere, megalomane Welten – bis zur Alienation und Dysfunktionalität im Alltag. Sensorisches Overloading und interpersonelle Isolation.

Die Beispiele liessen sich beliebig vermehren: Prodrome, erste Psychosezeichen und die Reaktionen darauf sind oft kaum auseinander zu halten. Die Reaktionsformen sind verschieden zwischen katatoner Erstarrung und Erregung, kognitiv-affektiver Desorganisation, Halluzinosen und Wahn.

Schizophrene Syndrome - Dissoziative Identitäts-Störung

Eine besondere Form der instabilen Identität treffen wir bei der multiplen Persönlichkeit (dissoziative Identitäts-Störung), bei der oft rasch wechselnd Teilpersönlichkeiten (oft mit eigenem Namen und Charakteren) dominieren, ohne dass es zu weiteren Zerstörungen elementarer Dimensionen des Ich/Selbst kommen muss. Darin liegt wahrscheinlich die Fluktuations- und Remissionsmöglichkeit. Ich gebrauchte (1999) das Gleichnis von Glas und Quecksilber, um den Unterschied zwischen fluktuierenden Teilpersönlichkeiten (Subholons ohne ein stabiles Holon) ohne Fragmentation oder gar Ich-Auslöschung (in der Vitalitätsstörung) bildlich zu vergegenwärtigen. Glas hingegen zersplittert und kann nicht ohne grossen Energieaufwand (Schmelzen) wieder zu einem kohärenten Gebilde werden.

In der Perspektive des Dissoziations-Modells ist nach einer Verbindung („Assoziation"), vorsichtiger ausgedrückt nach einer (verwandtschaftlichen) Nähe der Ich-Psychopathologie schizophrener Syndrome und der Dissoziativen Identitäts-Störung (multiple Persönlichkeit), die ja viele Symptome, auch „erstrangige" im Sinne von K. Schneider gemeinsam haben, zu fragen. Bei dieser fehlt ein einheitlich konstanter selbstidentischer Kern („Ich-Kern"), der die funktionstaugliche Selbststeuerung leisten könnte. Deshalb ist auch keine verlässlich durchhaltende interaktionelle Beziehung, keine „nachhaltige" heilsame Dualität möglich. Dies ist ein schwieriges Problem bei der Therapie von „Multiplen", weil sie immer wieder „entgleiten". Manchmal kann darin ein Krankheitsgewinn gesehen werden im Sinne des Sich-entziehens in Unverbindlichkeit, Flucht vor der Verantwortlichkeit für sich selbst, das

Schizophrene Syndrome – Dissoziative Identitäts-Störung

Gegenüber und die Beziehung, Flucht auch „vor sich selbst" im Sinne des Standhaltens und „zu etwas" (der eigenen Identität, dem eigenen Selbstsein) zu stehen. Gerade dieser Gesichtspunkt macht den Unterschied Quecksilber-Glas, Subholons von Teilpersönlichkeiten, Subselves, Teilidentitäten versus der Ich/Selbst-Störung bei schizophrenen Syndromen deutlich: nicht immer ist bei diesen das (ideelle) „Ganze" des Ich betroffen. Es kann ein mehr oder weniger grosser Ich-Anteil erhalten bleiben, der beobachtet, sich selbst und sein Verhalten zur Umwelt kontrollieren kann, ja sogar die Pathologie als solche erkennen und allein oder in der therapeutischen Dualität aussprechen kann, oft ein erster Schritt der Befreiung von dem Beherrschtwerden durch Wahn und Halluzination, sogar Untergangsängsten. Daran knüpft ja auch kognitiv-behaviorale und jede ich-konsolidierende Therapie an. Wenn bei einem Schizophrenen eine therapeutische Beziehung aufgebaut werden kann (was an beiden Persönlichkeiten, Patient und Therpeut, liegt und was keineswegs nur vom Therapeuten „hergestellt", „gemacht" werden kann), so ist das personale Gegenüber, so krank es auch sein mag, „ganz anders", stabiler, spürbarer, „handfester" da als ein Mensch mit fluktuierenden Teilidentitäten. Sogar ein Mensch mit einer stabilen Wahnidentität (z.B. megaloman als omnipotenter Heiler, als Gesandter Gottes, auch negativpathisch als im Leib Verrottender) ist interpersonell „da", ist ein Gegenüber – im Kontrast zum Multiplen, der wie ein Kaleidoskop ständig seine Gestalt, Struktur, sein Gesicht ändert.

Bei der schizophrenen Ich-Krankheit kann das Ich als unlebendig, tot, ausgelöscht erlebt werden, der Leib verändert, verrottet. Aber es ist ein Ich-Anteil da, der das erkennen und mitteilen kann (auch in spontanen Selbstdarstellungen in Texten oder Bildern). Die Therapie kann helfen, solche Ich-Anteile deutlicher, vielleicht grösser und stärker werden zu lassen. Podvoll (1990) sprach von „islands of clearness", die in der therapeutischen Kooperation „entdeckt", gefestigt, gar durch Brücken verbunden werden können – um so das „Festland" zu vergrössern.

In sprachlichen Gestaltungen (spontan oder induziert, verbal oder schriftlich) kann das Erstarken von Ich-Anteilen sichtbar werden, wenn aus dem inkohärenten (vielleicht durch Klangassoziation geleiteten) Aneinanderreihen von Worten ohne Satzbildung erste Sätze mit korrekter Grammatik gebildet werden können: Zuwachs an synthetischem Potential. Therapie ist Hilfe bei der Resynthese des Ich.

Die vergleichende Gegenüberstellung von schizophrenen Syndromen und Dissoziativer Identitäts-Störung bedeutet *nicht* eine kategoriale Trennung. Ich vertrete ein dimensionales Konzept von Übergängen von gesund zu krank, von quantitativen Dimensionen des Krankseins. Ich habe die Multiplikation von Teil-Persönlichkeiten (bis zu über 100) gesehen und dabei die progrediente Desintegration mit eskalierender Symptomatik von Wahn (Bedrohung, Untergang) und Halluzinationen (besonders dirigierende, beschimpfende, bedrohende Stimmen) und hoher Dysfunktionsfolge beobachtet. Die „Schizophrenien" haben keine scharfen Grenzen – das haben schon Kraepelin und Bleuler und ihre frühen Kritiker gewusst.

In die Nähe des hier gemeinten Kontinuitätsmodells könnte man die Annahme von Ross (2004) stellen, der eine dissoziative Untergruppe (40%) der heute nach DSM als schizophren diagnostizierten Menschen annimmt. Sie weisen häufiger Traumen (besonders Missbrauch in der Kindheit) auf, mehr produktive Symptome und zusätzlich „nicht-schizophrene" Zeichen: Sucht, Angst, Phobie, Depression, Zwang, Automutilation (Nähe zur Borderline-Pathologie).

Schizophrene Syndrome – Dissoziative Identitäts-Störung

Psychopathologie mit Blick auf das Ich
Ego-kohäsive und non-kohäsive Syndrome im dimensionalen Modell

Kohärentes Ich	Fluktuierendes Ich	Inkohärentes Ich		Untergang des Ich
		Dissoziierte Ich-Identität	**Fragmentiertes Ich**	
Reifungs-Störungen	Fluktuierende Ich-Zustände	Dissoziative Identitäts-Störung	Schizophrene Syndrome	Temporäre Auslöschung des Ich im Koma
Ich-Schwäche i.w.S.	Borderline			Zerfall und Untergang des Ich durch Verlust seiner funktionellen Konstituenten
Syndrome: Depression Manie Ängste Phobien Zwänge		Multiple Persönlichkeit		

Grenzen des Denkmodells Assoziation/Dissoziation

Die vergleichende Gegenüberstellung Schizophrene Syndrome gegen Dissoziative Identitäts-Störung mahnt zur Besinnung, dass die Ausdrücke Assoziation (Verknüpfung, Anziehung, Bindung) und Dissoziation, splitting und split, Spaltung (als Vorgang und Resultat), Fragmentation bildhaft sind, physikalistische Metaphern. Deren Eignung für ein Verstehen von Vorgängen im Mentalen, in der Psyche ist begrenzt[9]. Aber ein Stück weit bringen solche Bilder, Gleichnisse aus der materiellen Welt, eine gewisse Anschaulichkeit. Deren Suggestivität ist für manche Autoren eine Verführung zum positivistischen Für-Real-Setzen des in der Metapher Vorgestellten.

Assoziation und Dissoziation sind physikalistische Metaphern mit den zwei Elementen 1. die Psyche ein Raum, ein Feld – ein Kompositum von Bereichen. Also die spatiale und solid-materiale Metapher. 2. Anziehung (Aggregation, Kohäsion, Konnektion) und Auseinandergeraten (Zerbrechen, Dissoziation, Fragmentation) als physikalisches Geschehen (Dynamik) nach dem Muster der Schwerkraft-Anziehung, der magnetischen Anziehung von Körpern.

Physikalistisch-naturalistisch bleibt auch die „neo-Lockesche" Vorstellung von synchroner und diachroner Einheit des phänomenalen Selbst von Dainton (2008). Er übernimmt das Bild vom Bewusstseinsstrom von W. James. Dem Bewusstsein (das ja schon con-sciousness heisst) fügt er noch ein „Co-consciousness" hinzu. Die durchhaltende „experiential relationship" leiste dieses co-consciousness – das im Quer- und Längsschnitt erfahrungsmässig da bleibt (wo? unbewusst? er nennt sein Modell des Selbst „phänomenal" – und grenzt das von materieller und psychologischer Deutung des Selbst ab. „Phänomenal" heisst bei

---

[9] Das gilt auch für Struktur, Dynamik, Supression, Repression, Projektion u.v.a.

ihm „experiential" – also kann es als Erfahrung eigentlich nicht unbewusst sein). Im Bewusstseinsstrom sind temporäre Aufteilungen in verschiedene Flussläufe vorstellbar – aber alle seien in co-consciousness „phänomenal" als „experience" da. – Für Union und Dissoziation gebraucht Dainton „fusion" and „fission". Fission sei von unterschiedlichen Graden zwischen „mild discountinuity" und „extreme dissociaton" anzunehmen. Auf die noch extremere Variante, das Zerbrechen des Selbst, die Fragmentierung, geht er nicht ein.

Die Sprache benützt ständig räumliche Bilder. Sie kann Mentales, Geschehen in der Psyche, nur in spatialen Metaphern bringen (auch „bringen" ist räumlich): Bewusstseins-räume, -feld, -ebene, -schicht,- -pyramide, Gedächtnis-räume, in der Erinnerung zurückgehen. Zeit in räumlichen Bildern: Zeitraum, Räume der Geschichte. Zukunftserstreckung (in der Hoffnung), geistiger Horizont.
Zwischen-räume für den interpersonellen sozialen Raum. Perspektive, Aspekt, Gesichtswinkel. Sogar das Denken, Phantasieren geschieht in Vor-stellungen. Streben, Sehnen enthalten räumliche Bilder. Emotion (Bewegung), Affekt („An-machen", afficere) sind spatial.
Welche Metaphern supponieren welche Realität? Welche Dissoziation geschieht von wem (von welcher Instanz) aktiv – Abwehr-Modell – und welche Dissoziation geschieht passiv als Widerfahrnis, durch Überforderung der Synthesekapazität der personalen Strukturen (beides wieder Bilder!)? Abwehrmodell versus Defizitmodell. Welche Vorstellung von Dissoziation ist geeigneter, passt besser zur Deutung schizophrener Ich-Pathologie, welche zu der von Dissoziativer Identitäts-Störung?
Die atomistisch-elementaristische Konzeption der Psyche, des Mentalen, gebildet nach dem Vorbild der Chemie und Physik, nimmt die

Grundvorgänge der Assoziation (Verknüpfung) und der Dissoziation (Spaltung, Auflösung der Verbindung) zum Interpretationsinstrument der Psychologie und Pathologie.

Die Herkunft, Abstammung der psychischen Elemente bleibt ebenso unklar wie die Matrix eines Subjektum, in dem die Elemente eingebettet sind. Sie schweben ja wohl nicht in der Leere des Nichts. Die psychischen Funktionen, die wir differenzieren, Denken, Fühlen, Streben, Wollen, Erinnern, Emotionen, Stimmungen – sie sind alle als Elemente imaginiert, ohne klare Struktur, Schichtung, Hierarchie. Das Gedächtnis erscheint bei Hume als Verknüpfendes der Bewusstseinsinhalte (wie schon bei Augustinus). Viel später (Wundt, E. Bleuler) liefern die Affekte die Energie der Assoziation, die mehr zu einer psychischen Dynamik wurde. Freud setzt statt Affekte sexuelle Triebenergie, Jung die vitalistische Libido.

Assoziation und Dissoziation sind zwiegesichtig: die Worte bezeichnen sowohl einen Vorgang (transitiv und/oder intransitiv) wie auch das Resultat eines Vorganges. Beides kann nicht direkt beobachtet werden, sondern ist erschlossen, ergibt sich aus der Interpretation mittels dieses Denkmodells.

Die Frage nach dem „was" des Assoziierens führt in Spekulationen, die die Antezedentien solchen Denkens aufzeigt: physikalistischer Psychologismus.

Was, welche Funktion, wird assoziiert, welche dissoziiert? Das kann man mit Hinweis auf die mentalen Funktionen eingermassen beantworten: Die Sensorik, Motorik, das Gedächtnis, die Kognition, ein Affekt, das Ich/Selbst.

Was, welches innere oder äussere Ereignis, oder wer veranlasst Assoziation, Dissoziation? Welche Instanz wäre da zu postulieren? Eine mentale Sache (wie beim Magnet) oder eine personale Instanz – wie

sollte die „entstehen" aus Assoziation von Elementen?
Wer bringt zusammen, wer spaltet? Die Frage „Wer verknüpft" fragt nach dem Actor, Autor dieses supponierten Geschehens. Ist da eine übergeordnete Instanz, die Assoziation und Dissoziation dirigiert? Solches Fragen drängt nach einem hierarchischen System der Psyche unter einem „Diktator" – da wird der bildhafte Charakter solcher historisch-politischer Metaphern deutlich.
Der Verweis auf selbstregulatorische Vorgänge (nach Art der Autopoetischen Systeme) bringt auch nichts Anschauliches. Was hält zusammen, integriert? Welches ist das Verhältnis von Assoziation und Integration?
Welches ist die Synthesekraft? Sokrates gab die mythische Deutung: es „ist" der allverbindende Gott Eros.
Die Frage: was, welche Kraft verknüpft? zielt auf das unbekannte Potential zur Synthese, einer Energie, die die Dynamik von Assoziation und Dissoziation ermöglicht. Sie ist gedacht in Anlehnung an die physikalischen Vorgänge der Schwerkraft, des Magnetismus u.ä. Aber: „Psychische Energie", Synthesekraft, ist ein gleichnishaftes Wort, ja nicht zu verwechseln mit Einsteins $E=mv^2$. Psychische Energie bleibt unanschaulich, ein plausibles Postulat, kein Objekt.
In psychologistischer Deutung wird den Affekten die Kraft zugeschrieben, Elemente zu Komplexen zu ballen. Affekte sollen es aber auch sein, die durch Überforderung der kohäsiven Kraft des Subjektes (sic) zu Abspaltungen, Dissoziationen führen.
Komplexe konnten jedes Menschen Funktionsbereiche des Bewusstseins (bewusst oder unbewusst) sein, wie das „Ich", auch die Verbindung von Gefühl und Erinnerung, Sensorik und Erinnerung. „Komplexe" – das wurde eine Zeit lang das Lieblingswort der „Tiefenpsychologen" – trauma -, konfliktbeladene Knäuel, die als pathogene Herde für

Neurosen und Psychosen wirksam seien. (Man erinnert sich an die Epoche der Medizin, die Krankheitsherde, Foci, als Ursache verschiedenster Krankheiten suchte, in Zähnen, Tonsillen, Adnexen, Prostata etc., und durch Eradikation „sanierte").

Am ehesten wird „Assoziation" anschaulich – und damit als deskriptiv legitimiert – bei dem in Sprachhandlungen kund gegebenen Gedankenreihen: Einfälle reihen sich in einer dem Sprecher und Sprachempfägner nachvollziehbaren („verständlichen") Weise aneinander: Denkfluss. Einfälle sind nicht zufällig, sondern kommen durch mancherlei, durchaus nicht immer erkennbare und überschaubare Einflüsse zustande: innere Anregungen aus Stimmungen, Gefühlen, Gedanken, Fragen, Erinnerungen, Träumen; „äussere" Anregungen (die natürlich „ins Innere" des Bewusstseinsraumes aufgenommen werden müssen, um wirksam zu werden) können vielfältig sein: Begegnungen, Gegenstände, Landschaften, Lektüre, Musik, die Fülle lebensgeschichtlicher und situativer Gegebenheiten. (Der Assoziationstest gab solche „äussere" Anregungen mit Stichworten).

Ausser in dem sprachlich vermittelten Denken kann „Assoziation" noch einigermassen überzeugend aus der Beobachtung von Handlungskonsequenzen (ob sie zur Situation „passen") und aus emotionalaffektiven Reaktionen (stimmig, unstimmig) erschlossen werden. Hier ist der Interpretations-Anteil und damit das Subjekt des Deuters schon erheblich grösser.

Vollends der spekulativen Phantasie überlassen ist „Assoziation" als Entstehungs- und Grundmechanismus der Psyche, auch deren „höheren" Leistungen (Gewissen, Moral). Das hat Eugen Bleuler 1921 in der „Naturgeschichte der Seele" versucht.

Wenn Assoziation rsp. Dissoziation im „Unbewussten" angenommen wird, wie in der Psychoanalyse und bei Eugen Bleuler, entzieht sich die

Grenzen des Denkmodells Assoziation/Dissoziation

Interpretation der Prüfbarkeit bis in die Beliebigkeit der Attribution des Deutens auf die zu deutende „Sache". Dann wird das Unbewusste vom heuristischen Konstrukt zur „Sache" und diese Sache wird physikalistisch gedeutet (oder bei Jung zu einem intuierten Numinosum). Wer erlebt eine Spaltung, wem widerfährt eine Spaltung? Die Frage „wer erlebt Assoziation/Dissoziation?" zielt auf das Subjekt als Grundmatrix, in der Assoziation/Dissoziation geschieht und die diese Vorgänge erlebend ins Bewusstsein aufnimmt – sofern diese Prozesse nicht von vorneherein ins Unbewusste „verlagert" werden. Jaspers (1959, 471) hatte schon gefragt: „Was ist das, das die Symptome der Spaltung hat?" Es mag eine gewisse Anschaulichkeit bringen, ego-kohäsive und nonkohäsive Psychopathologie zu unterscheiden (Scharfetter 1999, 2006, 2008). Aber wo sind die Grenzen im Querschnitt, noch schwieriger im Längsschnitt? Denken Sie an die manisch-depressiven Stimmungsschwankungen. In ausgeprägten Verläufen erscheint die Depression als ein eigener Ego-State, weit entfernt vom manischen Ego. Darf man da eine longitudinale Spaltung in zwar präsentisch in sich kohäsive Ego-States, aber im Längsschnitt non-kohäsive Ego-States supponieren? Der Patient selbst und seine Betreuer erleben sich und ihn als durchhaltende Identität, trotz aller Verschiedenheit der Stimmung, der Selbst- und Weltsicht, des Zeit- und Raumerlebens, der Wertwelt etc. Beim Maniker kann der Kliniker oftmals „unter der Decke" von Antriebssteigerung und Hochgefühl die Depression ahnen. Aber, so kann man weiter fragen: was ist mit dem Fehlen von Scham, Peinlichkeit, Schuld beim Maniker? Sind die auch als dissoziiert anzunehmen?
Manche Facetten der Persönlichkeit zeigen sich erst in bestimmten Situationen. Facettenwechsel ist nicht Dissoziation! Rollenwechsel ist nicht Dissoziation! Intensitätsminderung von Selbstgefühl und Umgebungsbezug ist nicht Dissoziation.

Grenzen des Denkmodells Assoziation/Dissoziation

Es ist deutlich: das Interpretationsmodell Dissoziation kann inflationär zur Anwendung kommen. In der gegenwärtigen Welle erscheint vieles als overdiagnosing: die intensitative Herabsetzung des Selbstgefühls in der Depersonalisation, des Umgebungsbezuges in der Derealisation, Fremdheitsgefühl sind Beispiele dafür. Noch deutlicher wird diese Gefahr beim Blick auf Persönlichkeiten im durchaus funktionstüchtigen Bereich: die Facetten einer vielseitigen (sic!) Persönlichkeit können sehr verschieden in Erscheinung treten je nach Alter, Situation, Sozialkontext. Man muss dabei nicht nur an die dunklen Seiten unter der weissen Weste, die „wahre egohafte Natur" unter der angepassten Präsentierpersönlichkeit denken, die Diskrepanz von Verhalten und Bekenntnis. Die Vielfalt der Persönlichkeitsfacetten und ihrer Erlebnis- und Verhaltensmöglichkeiten kann im Selbstbewusstsein und in der näheren Fremdkenntnis durchaus *einem* Wesen angehören. Aber wer setzt wo die Grenzen?

Wenn jemand eine peinliche Einsicht, ein schmerzliches Erlebnis als belastenden Störfaktor erkennen, einordnen, dann auch beiseite legen („wegstecken") kann, um ungestört weiter lebenstüchtig funktionieren zu können, so ist das nicht wirklich Dissoziation. Das Erlebnis ist ja weiter im Bewusstsein gegenwärtig, aber es wird anders (als vorher) gewichtet, relativiert, eingeordnet, integriert („diese schmerzliche Erfahrung ist unauslöschlicher Teil meines Lebens, aber es hält mich nicht ab, meinen Weg weiter zu gehen").

Das Bild der fascia, des Bündels, führt zur Redensart: „Aus der Fassung geraten, die Fassung verlieren". Wer einen Eindruck, ein Ereignis, einen Einfall, eine Erschütterung nicht mehr zu bewältigen vermag, zu bündeln, d.h. einzubinden, zu integrieren, gerät „aus der Fassung", „aus dem Häuschen" des Ich/Selbst. Fassung – das zugehörige Verbum bedeutet transitiv die Funktion des Bündelns, Bindens, Eingliederns,

Ordnens, Bewältigens, intransitiv den Zustand der Zusammenfassung, Integration, Selbstkontrolle, Besonnenheit (Sophrosyne s. Scharfetter 2008: Ekstase – Sophrosyne).

Eine Überannahme von Dissoziation scheint mir auch im Bereich besonderer Bewusstseinszustände (spontan oder induziert) zu finden, wo jede flüchtige Abgelenktheit, Unkonzentration, Versunkenheit in Gedanken, Gefühle, Aufgehen in einer (z.B. lustvollen) Situation schon als „Zeichen" von Dissoziation genommen wird. Fluktuieren ist nicht Dissoziieren!

Im Bereich des Assoziations-Dissoziations-Modells, das heute eine Flut von Literatur hervor bringt (Übersicht vol. 29, number 1 der Psychiatric Clinics of North America, March 2006), dominiert vielfach die thetische, assertive (d.h. feststellend: so ist es) Sprache und positivistisch-empiristische Argumentation – statt der behutsam suchenden, fragenden, reflexiven Haltung. Man sagt „es ist" statt „ich sehe und deute das", „ich meine" etc. Gleichnis, Bild, Metapher wird für Realitäts-Abbildung ausgegeben. Durch Perspektive und Methode vorgegebene Teil-Aspekte werden als das Ganze, Essentielle, gar als „Wesen" ausgegeben. Die Illusion, Phantasie, Spekulation wird als Realität genommen, zumindestens als konstruktivistisch taugliches Abbild der Realität. Karen Way (2006) widmete dem Thema „Metaphors as organizers of experience" mit Blick auf die Dissoziativen Störungen einen guten Aufsatz.

Es bleibt so vieles zu befragen in diesem Modell, mehr als befriedigend zu beantworten ist. Vorsicht, Skepsis ist angebracht.

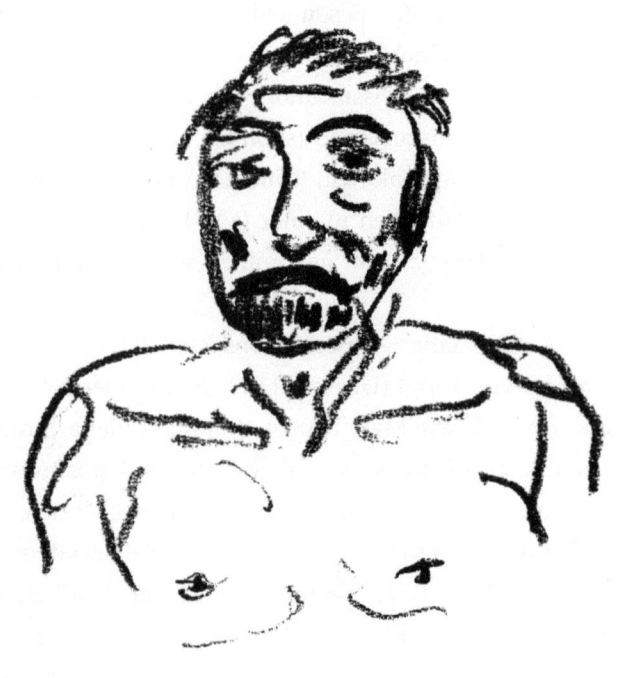

IV

Der Weg der Psychiatrie von monistischen Ideologien zu einer integralen Heilkunde

Die mythisch-magische Kultur (Schamanismus) deutete psychisches Kranksein (ohne klare Trennung vom körperlichen) als Folge des Eindringens von Krankheitsgeistern oder von Seelenraub (Teil-Seele). Auch da war die Frage, was denn dem Krankheitsgeist das Eindringen, den Geistern den Seelenraub ermöglichte – die Vorstufen der Suche nach der Disposition, Krankheitsanfälligkeit: Fehlverhalten, z.B. Tabuübertretung, Schock, körperlich-seelische Erschütterung schwächten einen Menschen so, dass die pathogenen Vorgänge (Eindringen oder Verlust) geschehen konnten. Übelwollende Menschen konnten direkt oder mittels eines Magiers Schaden stiften. Solche Deutungen sind heute noch in vielen Ländern verbreitet.

Die Entwicklung der Psychiatrie aus dem Beherbergen, Bewachen von Abweichlern verschiedener Art (Kranke, Krüppel, Arme, heimatlose Migranten und heimlose Vaganten, Kriminelle, sozial Ausgestossene) fand erst spät (19. Jahrhundert) statt. Asyle für solche Menschen boten kustodiale Führung durch Laien, Pfarrer, erst im 17./18. Jahrhundert durch Ärzte (Foucault 1973, Abbarno 1999).

Pinel (1755-1826) und Esquirol (1772-1840) sind Muster des Anstaltsvaters: reich an Anschauung und Erfahrung in der jahrelangen täglichen Praxis. Die „Theoretiker" waren oft noch gebunden durch ihre Religion, die ihr Menschenbild bestimmte. Heinroth (1818) z.B. schrieb auf das Titelblatt seines Lehrbuches noch das Motto: Krankheit ist Strafe für Sünde. Trotzdem ist vieles von seiner Anschauung und Einteilung von bleibendem Wert. Er war nicht nur „Psychiker", sondern wusste um die Voraussetzung des gesund funktionierenden Körpers, besonders Gehirns für die Geistestätigkeit.

Das 19. Jahrhundert brachte eine Vielfalt von Beschreibungen und Einteilungen von psychischen „Krankheiten" hervor – das Zeitalter der klinischen Bilder. Diese wurden teils vorwiegend zerebralpathologisch gedeutet („Somatiker"), teils psychodynamisch als Ringen um die Bewahrung eines stabilen und flexibel funktionierenden Bewusstseins personaler Einheit und Identität („Psychiker"). Sie entwarfen biographisch-psychodynamische Verstehensmodelle (z.B. Ideler 1835-48). Dann wurde das Denkmodell „Unbewusstes" eingeführt (Carus, Schopenhauer, E. v. Hartmann, Nietzsche), aus dem um 1900 die Psychoanalyse Freuds hervorging (s. Whyte, Lütkehaus, Gödde). Griesinger war Vertreter der neuropathologischen Ursachendeutung, aber doch offen für „psychische Ursachen", die in seinem Denkmodell auf das Gehirn einwirkten.

Im späten 19. Jahrhundert waltete in der Naturwissenschaft der Optimismus, man werde die zerebralpathologischen Grundlagen psychiatrischer Krankheiten finden. Bis zur neuropathologischen Begründung sollten solche „Krankheiten" nach der Vorstellung von Kahlbaum und Kraepelin durch Zustands-Verlaufs-Typen abgegrenzt werden. So entstanden die grossen Gruppen „endogener" Psychosen, die Dementia praecox und das „Manisch-Depressive Irresein" von Kraepelin. E. Bleuler folgte ihm im Wesentlichen, was die diagnostischen Grenzen anlangte, relativierte das Kriterium früher Beginn und stets schlechter Ausgang. Dazu kam Bleulers Ableitung der Symptomatik aus der Assoziationspsychologie und die Interpretation mancher Symptome mittels der Freudschen Psychoanalyse.

Jaspers stellte schon 1913 kritisch die Krankheits-Gruppierungen Kraepelins als ideale Leitbilder dar, die nicht als konkrete Krankheiten missverstanden werden sollten. Jaspers hat auch auf die Perspektivität (im Sinne von Nietzsche) und die der Perspektive gemässe Methodik hingewiesen. Wie weit erschliessen eine Perspektive und ihre Methode einen Gegenstandsbreich, wie weit verschliessen sie ihn?

Neben der Psychoanalyse haben „die Tübinger" Gaupp und E.

Kretschmer um lebensgeschichtlich verständliche Nachzeichnungen von Wahnentwicklungen gerungen (Hauptlehrer Wagner, sensitiver Beziehungswahn). Damit war neben der Hirnpathologie und der Vererbung die lebensgeschichtliche Erfahrung, das Zusammentreffen von bestimmten Charakteren mit idiosynkratischen Schlüsselerlebnissen, ernst genommen.

Im 20. Jahrhundert wurde solche von Kretschmer geforderte „mehrdimensionale" Psychiatrie verbreitet. Biographische, interpersonelle (von der Erweiterung der intrapersonellen Perspektiven der Psychoanalyse zur interpersonellen), gesellschaftliche, sozio-kulturelle Einflüsse hatten neben Heredität und Hirnpathologie ihr Gewicht für Entstehung, Verlauf, Ausgang, Behandlungsmöglichkeiten.

Das Menschenbild mit somatischen, individuell psychologischen (Entwicklung, Reife, Charakter, Lebenserfahrungen), sozialen (mikro- und makrosozialen) Aspekten war Grundlage von G. Engels „bio-psycho-sozialem" Modell der Medizin in Forschung und Praxis.

Diese Bereiche erschliessen sich in eigenen Perspektiven und erfordern eine eigene Methodik der Forschung, die eine je eigene „Wissensqualität" einbrachten zwischen Messen, Zählen einerseits, Deuten, Interpretieren, Hermeneutik andererseits. Die Integration der Gesichtspunkte blieb eine stete Aufgabe, darin die pathogenetische Gewichtung der „Felder".

Das Modell (das heute um so genannte transpersonale Gesichtspunkte erweitert werden könnte, sofern man diese nicht in der individuellen Psychologie unterbringen will) hilft gegen das Abgleiten in Ideologien, eingleisige Deutungen, seien sie neurowissenschaftlich, genetisch-hereditär, psychologistisch, sozio-kulturell, „spirituell" (s. dazu auch Wilber 1999).

Bei den eingleisigen Deutungen gerät jeweils Wichtiges aus dem Blickfeld. Das müsste nicht so sein, seit man von der lebenslangen Neuroplastizität weiss, seit die Genetik selbst auf nicht-genetische Kausalbedingungen hinwies, seit die charakterologischen und sozio-kulturellen Deutungen mehr auf die Konstitution als Vulnerabilitäts-Disposition für biographische (z.B. Traumen) und sozio-kulturelle pathogene Erfahrungen achten lernten.

Die Besinnung auf die eigenen Vorannahmen ist stets wachsam zu leisten. Die einzelnen Forschungs-Perspektiven und ihre zugehörigen Methoden bringen epistemisch unterschiedlich gesichertes Wissen hervor. Auch Zählen und Messen haben ihre Voraussetzungen in der interessengeleiteten Perspektive, der „Zubereitung" der „Objekte" für die Messung, der Veränderung der Objekte durch das Messen. Dem Messen sollten klare Hypothesen vorausgehen. In deren Beleuchtung werden die Messergebnisse in einem theoretischen Rahmen interpretiert. Alles Deuten ist vom deutenden Menschen abhängig. Der „liest" einen ins Auge gefassten Bereich von Erleben und Verhalten nach seinem Interesse, seiner „Sehkraft", seinen Denkbahnen, seiner Sprache. So wie jeder reichhaltige Text, auch in aphoristischer Kürze, viele Lesearten zulässt, so ist menschliches Erleben und Verhalten in Gesundheit und Krankheit („Störung") ein unabschliessbarer „Lesestoff". Alles kann zum Zeichen werden. Jedes erfordert unsere Wachheit, diese Zeichen wahrzunehmen und einzuordnen in einen Erklärens- und Verstehenszusammenhang. Dieser ist aber sowohl durch die Fachtradition wie durch die Persönlicheit und Biographie eines Autors bestimmt. Gar leicht gerät das Deuten in ein Phantasie-Sprach-Spiel, das unverbindlich bleibt. Deutung ist kaum zu validieren, kommt meist nicht über Plausibilität hinaus. Zustimmung erteilen am ehesten Nahestehende (Adepten).

Die Untersuchung sollte ja nicht nur auf Pathologie-Zeichen gerichtet sein, sondern immer auch nach dem Können, dem Leisten im Durchhalten und Wiederauftauchen, der Kompetenz zur Selbstkontrolle und--bemeisterung, nach den Ressourcen fragen.

Der Kliniker steht in ständiger Bewährungsprobe, ob sich seine Denkmodelle zu Diagnose, Krankheit, Ätiologie, Pathogenese, Therapie am einzelnen Patienten und der Gruppe ähnlicher Symptomträger bewähren, ob sie nützlich, brauchbar sind.

Worauf es ankommt: wachsam sein auf die Fülle dessen, was im Fach Psychiatrie begegnet, hinhören, in einer Kultur des Fragens das Feld abtasten – und nicht vorschnelle Antworten und eingleisige Denkmodelle zulassen. „Wissen" liegt in verschiedenen epistemischen Valenzen vor. Diese sind zu unterscheiden. Die Auswahl von tauglichen Denkmodellen zur Deutung einer „Sache" sollte nicht in unverbindlich-beliebigen Eklektizismus und die Wurstigkeit des „anything goes" abgleiten.

Hermeneutik horcht auf die Botschaft, die wir den „Dingen", Ereignissen entnehmen. Was ist die Botschaft der psychotischen Krise in diesem Lebenslauf? Zeigt sie an, was falsch gelaufen ist, wo die Weiche in die Psychose gestellt wurde, was in dieser Lebensführung „anders", psychohygienisch weniger „schlecht" laufen sollte? Was zeigt ein Symptom an, ein Syndrom? Verlust oder Abwehr? Was wird mit einem Wahn gewonnen? Wozu dient ein Symptom, z.B. Selbstverletzung? Wozu primär, wozu sekundär?

Psychodynamik kann ätiopathogenetisch nach Symptomen, Syndromen, ihrer Entstehung (Kausalität) fragen oder bescheidener das Ringen des Bewusstseins um seinen Bestand, Selbstrettungs- und Schutzstrategien studieren, auch ohne ein verlässliches Kausalkonstrukt.

Symptome können gelesen werden – nicht nur als Indikatoren bestimmter Störungsbilder, „Krankheiten" oder für eine psychopharmakologische Medikation (target symptoms) – sondern als Grundlage für die Bereitung des Behandlungsangebotes. In diesem Sinne gilt: *Symptome sind Indikatoren der Betroffenheit, des Nichtmehrkönnens (Verlust von Funktionen), der (sekundären) Reaktionen darauf, der Selbstschutzmassnahmen und ihren Erfolg oder ihr Versagen. Symptome zeigen, was ein Patient in welcher Dringlichkeit braucht und welche Hilfe er auf welcher Ebene annehmen kann* (somatisch, psychologisch, Gespräch, Einzel-, Familiensetting, Biographie, aktuell in kognitiver Verhaltenstherapie etc.) (Scharfetter 2007).

Solche integrale Therapie ist ein hohes Ziel, das im klinischen Alltag nur annähernd zu erreichen ist. Dass der Therapeut auch in schwierigen, wenig remissionsfähigen „Fällen" bei dem Patienten ausharrt – das kann eine tief sinngebende Erfüllung seines Berufslebens sein.

Das Menschenbild einer integralen Psychiatrie

Therapie und Rehabilitation, Sekundärprävention müssen in einem Gesamtbehandlungsplan begründet sein. Der muss beachten:

1. die somatisch-physiologische Perspektive: Körper, Gehirn, Stoffwechsel, Gifte
2. die psychologisch-biographische Perspektive: Lebensgeschichte, Entwicklung, Sozialisation, Persönlichkeit, Situation und Konstellation zur Zeit der Erstmanifestation, evtl. der Rezidive.
3. die interpersonelle und soziale Situation, kulturelle Bedingungen (auch subkulturelle, z.B. Migration, Drogenmilieu, Arbeitslosigkeit etc.)
4. die transpersonale, individuumsüberschreitende Perspektive: Religion, Spiritualität, evtl. mentale „Techniken" wie Meditation, Exerzitien, psychedelische Workshops, Encounter Gruppe u.ä. Auch im religiös-spirituellen Bereich ist eine Kultur der Achtsamkeit,

Vorsicht, behutsamen Bescheidenheit, die Erfahrungen kommen zu lassen, das Leitmotiv – entgegen dem Erzwingen-wollen „spirituellen Erwachens", Erleuchtung, Ekstasen, Erlösung als Befreiung von der Alltagslast des Lebens, der doch niemand ausweichen kann.

Somatisch physiologisch	Psychologisch- biographisch
Sozio- kulturell	„spirituell" i.w.S. transpersonal

„Integral" – Idee und Ideal
„Integrale" Kosmologie, Anthropologie, Psychologie, Psychotherapie, Spiritualität – das Wort „integral" ist hoch besetzt mit impliziten und expliziten Wert- und Rangvorstellungen. Das ist deutlich bei Ken Wilber, dessen Werk von einer leidenschaftlichen Sehnsucht nach „Integralem" getragen ist: das ist die Leitidee einer Ganzheitsschau, die in der Praxis (Psychotherapie, religiös-spirituelle Übungen) konkret die Lebensführung bestimmen sollte. Didaktisch vermittelt Wilber das mit den verschiedenen Versionen seines Quadrantenmodells: der Zusammenschau (Synopsis) von somatischen, psychologischen, sozialen und transpersonalen, d.i. ungefähr spirituellen Aspekten des Menschen.

Für die Untersuchung des einzelnen Menschen (z.B. im klinischen Kontext der somatischen und psychischen Krankheiten) sowohl wie zur Aufstellung allgemeiner Aussagen über „Krankheits"-Gruppen (Störungsbilder, Syndrome) ist das Modell hilfreich zur Vermeidung von einseitig-monomanen Perspektiven. Es zeigt einem, was man derzeit im

Einzelfall und im Allgemeinen zu diesem Störungs-Typus weiss, nicht weiss – und wie dieses perspektivisch und methodisch begrenzte Wissen mit dem aus den anderen Perspektiven zu ergänzen ist. Dieses Modell, ergänzt um ein anderes von Wilber, in dem er die Perspektiven-Differenzierung vorschlägt, ist mir seit Jahren didaktisch und alltagspraktisch-klinisch nützlich: erste Person (was erlebt der/die Betroffene und wie versteht er/sie den Zusammenhang zwischen Selbsterleben und Verhalten), zweite Person (Interaktion des/der Betroffenen mit Lebenspartnern und weiteren Bezugspersonen, Auffälligkeiten des interpersonellen Umgangs, Austausches etc.), dritte Person (was kann der Kliniker beobachten, beschreiben, explorativ erfahren?) (s. Scharfetter 2008).

Im Somatischen sind zwischen dem Eindruck der Gesamtgestalt von Bodyreading über Motorik, Mimik, Gestik, Gesichtszügen, Konstitutionsmerkmalen bis zu pathognostischen Zeichen am und im Körper über bildgebende Durchleuchtung der Organe (bes. Gehirn) bis zur mikroskopischen und mikroelektronischen Analyse von Zellen sehr viele Gesichtspunkte möglich. Wenn man dazu noch die molekulargenetischen Befunde nimmt, ist schon deutlich: allein dieser erste Quadrant ist unabschliessbar, ist nie abschliessend vollständig zu erfassen. Es gibt immer nur Auswahl-Aspekte. Diese sind interessengeleitet und von Vorannahmen mitbestimmt. Das ist nicht grundsätzlich schlecht; nur die Überbewertung einiger Gesichtspunkte (z.B. der Genetik, der Neurobiologie) auf Kosten anderer führt in die Ideologie.

Der „psychologische" Quadrant enthält auch eine Fülle von Gesichtspunkten: Charakter, Persönlichkeit, Biographie, Funktionsbereiche der Psyche (Intellekt, Introspektion, Interpersonalität, Emotionalität, kognitive, konative Funktionen etc.). Bewusstseinsentwicklungsstand: „Horizont" und „Tiefe" als „spatiale" Metaphern, „Klarheit" als „optische"

Metapher. Es hängt von den Vorannahmen des Untersuchers ab, ob er über Ich und Selbst hinaus, die wieder viele Fragestellungen aufwerfen, die transpersonale Bewusstseinsdimensionen hier einordnen will oder in den vierten Quadranten. Der „soziale" Quadrant enthält die interpersonellen Geschehnisse, Erfahrungen, Kompetenzen oder Defizite in- und ausserhalb der Familie, die kulturellen und subkulturellen Einflüsse. All die Reaktionen auf „abweichendes" Verhalten, wie immer begründet oder motiviert, gehören dazu, fordernde, überfordernde, schonende bis verwöhnende soziale Faktoren.

Der vierte Quadrant berücksichtigt die die individuelle Begrenzung des Ich/Selbst, der Person überschreitende, darum transpersonal, auch spirituell genannte Dimension des Bewusstseins.

In der Einzelfall-Analyse und in den Überlegungen zur Erarbeitung eines an den Symptomen orientierten Behandlungsplans mehrdimensionaler Therapien ist dieses Modell recht brauchbar. In der klinischen Routine, unter dem Druck der Zeit und der multiprofessionellen Institution (im Spital, Ambulatorium, Privatpraxis) können immer nur Teilaspekte eines solchen „integralen" Modells berücksichtigt werden. Das sollte nicht durch das leichte Gerede mit dem grossen Wort „Ganzheit" zugedeckt werden. Wer der Begrenztheit seiner Erkenntnis- und Handlungsmöglichkeiten eingedenk ist, wird sich dem Patienten mit seiner ganzen Persönlichkeit und Erfahrung, mit Kennerschaft und Wissenschaft, mit Empathie und Sympathie zur Verfügung halten – und weder den interpersonellen Raum der Diagnostik und Therapie noch sein Helfersein konzeptuell als idiosynkratischen Psychokosmos entwickeln, die Therapie als „absolute, existentielle" Kommunikation über Symbole des Unbewussten, gar als quasi-religiöse gemeinsame Andacht überhöhen und das Nachdenken über das Geschehen in der Psychose auf das persönliche und kollektive Unbewusste fixieren

(Benedetti 2006). Dieses wird als ontologische Entität konkretistisch-positivistisch für real genommen und das darin hypostasierte Geschehen für wichtiger angesehen als die dem Patienten und Therapeuten bewussten Vorgänge. Jung ging ganz diesen Weg, auf dem „sein" Unbewusstes gleichsam divine mythisch-magische Gestalt annahm – eine Psychomythologie (Kierkegaard sprach von Verstandesmythen). Therapeuten, die sich in eine oder wenige Perspektiven „vertiefen", laufen Gefahr, die „Übersicht" über andere Perspektiven zu verlieren und in ihren idiosynkratischen Denk- und Handlungsmustern zu erstarren: gleich ob „wahre" Therapie nun in den Tiefen des Unbewussten geschehe, ob „nur" kognitive Muster verändert werden sollen, ob umgelernt (dekonditioniert) wird, ob supponierter Realinzest das originäre Trauma sei, ob das „eigentliche" Trauma präkonzeptionell (abgelehntes Kind und/oder Partner), pränatal oder perinatal eingeschlagen habe – oder in irgend einer der vielen Entwicklungsabschnitte nach der Geburt. Die Anfälligkeit vieler Psychoexperten für modische Ideologien ist gross (die Woge der New-Age-Therapien illustriert dies): zwischen den Körpertherapeuten und den „spirituellen" Therapeuten ist ein grosses Spektrum an Angeboten auf dem Psychomarkt. Die Diffusion von Psychotherapie mit „Wachstumstechniken", die eklektisch von indigenen Kulten, von hinduistischen, buddhistischen, sufistischen Ritualen, Meditations-, Mantra-, Tanztechniken entnehmen, was sie auf ihren postkolonialen Kultur-Raubzügen antreffen – Rajneesh Osho war im 20. Jahrhundert der exemplarische Exponent solcher omnivoren Massenbewegungen. Dazu gehört der Guruismus, der spirituelle Egotrip von Therapeuten und Patienten, die „spiritual addiction" als besonderes süchtiges Getriebensein. Es ist ein bewegendes Bild verzweifelter Gier nach Erleuchtung, Wachstum, Wandlung. Dazu muss in diesem Zweig des Konsumismus alles Auffindbare herhalten – ob das die Votivkerzen, die weisse Magie, der whiskytrinkende und sexuell ausbeutende tibetische Lama Rinpoche oder ähnliche Sendboten des Ostens aus anderen religiösen Traditionen (Yoga, Sufi, Zen) sind (Ken Wilbers Buch „Mut und Gnade" handelt von diesem schmerzlichen Kampf – dem das grosse Loslassen und Annehmen fremd ist). Da hilft alles Lesen, Denken und Schreiben über Spiritualität und Integrales, alle Sitzungen mit geistlichen Führern nichts – wenn dieses Schlichte nicht als Aufgabe angenommen wird.

Wie viele Irrwege gewaltsamer Behandlung zeichnen den Weg der Psychiatrie von den Zwangsbeschränkungen und Schocktherapien (die schon aus dem Ayurveda bekannt sind) der vorpsychopharmakologischen Zeit bis ins 20. und 21. Jahrhundert. Verzweifelte Massnahmen, kühne Taten: Malariakur, Dauernarkose mit Barbituraten („Schlafkur"), Schock mittels Cardiazol, Insulin, Atropin, Elektroschock; die Zerstörung des Stirnhirns (Leukotomie, Lobotomie, Psychochirurgie) lässt uns heute, wo man viel mehr von der Physiologie und Neuropsychologie des Stirnhirns weiss, erschauern über den blindwütigen Tätigkeitsdrang solcher „Ärzte" – nicht viel anders als fast tödlicher Aderlass und Klystier bei „Heimwehkranken" im 19. Jahrhundert.

Individuell massgeschneiderte Therapieangebote

Das Ziel eines den individuellen Bedürfnissen und der Zugänglichkeit angemessenen Behandlungsangebotes ist nur annähernd zu erreichen. Ausgangspunkt dafür sollte eine wenigstens annähernd wichtige Aspekte in den vier oben skizzierten Quadranten erfassende Analyse sein (jedoch nie nur die jeweilige schulische Ausbildung eines Therapeuten). Dazu gehört das „Lesen" der Symptome: was kann der Patient nicht mehr? Was macht ihn leiden oder dysfunktionell? Symptome sind Indikatoren der Betroffenheit, der Art (Qualität) und

Schwere (Quantität) einer Störung. Symptome geben auch Hinweise auf Selbstrettungsversuche des Patienten – und ihren Erfolg oder ihr Versagen.

Vorsichtig sind funktionelle Deutungen der Symptome zu versuchen: Was bringt dem Patienten sein Verhalten? Was gewinnt er damit an Entlastung, die dann doch wieder zu neuen Schädigungen führt? Was ist der Gewinn im Wahn? ist eine der alten Fragen, die schon Ideler (1847) bewegt haben. Was, welcher abgespaltene, unterdrückte Persönlichkeitsanteil wird in Halluzinationen „laut"? Die funktionale Deutung von Symptomen muss in engem Bezug zu dem Selbsterleben erarbeitet werden, darf ja nicht an oberflächlichen Attributionen wie Krankheitsgewinn haften bleiben.

Symptome, das gesamte klinische Syndrom geben auch Hinweise darauf, auf welcher Ebene der Existenz der Patient zugänglich ist: körperlich (Leibtherapien, Psychopharmaka), psychologische Therapien (und welche? Einsicht? Führung, Stützen? Psychoanalytisch, kognitv-behavioral? Unterstützung durch bewusstseinsverändernde Techniken, pharmakologische oder non-pharmakologische, Einzel, Gruppe u.v.a.).

Wer im Untergangs- Zerfallserlebnis steckt, voll Angst und Verzweiflung, ist nicht zugänglich für lange anamnestische Gespräche, Familiensitzungen, psychodynamisch durchleuchtete Biographie. Er/sie braucht unmittelbare ego-konsolidierende, ichsynthetische Hilfen, auch leibtherapeutisch und pharmakologisch.

Die moderne Molekulargenetik ist nahe daran, individuell charakteristische Muster zu erkennen, die die Voraussage erlauben sollen, ob ein Patient auf Psychopharmaka (möglichst auf welches) als Responder oder Non-Responder reagieren wird. Im letzten Fall kann man ihm/ihr ein Pharmakon mit all den Nebenwirkungen und nutzlose Zeit des Abwartens auf ein Ansprechen ersparen (Stassen 2007.). Wenn man sich für ein Psychopharmakon entscheidet, dann nur nach Prüfung, ob der Patient ein Responder sei, also profitieren kann. Solche individualisierten Therapieangebote nennt man etwas voreilig „personalized treatment". Die Persönlichkeit und ihre Biographie, die Aspekte der vier oben skizzierten Quadranten, sind da nicht berücksichtigt.

Die in Introspektion, Supervision und eigener Therapieerfahrung entwickelte Selbsteinsicht des Therapeuten sollte ihm helfen, sich selbst einzuordnen, welche Art Interpretation psychischen Krankseins, welche Patienten mit welchen Beschwerden, welche Therapieangebote in welchem Setting ihm entsprechen, welchen Ansprüchen er genügen kann. Kein Therapeut kann für jede Art Patient, jede Art Beschwerde kompetent sein. Aber eine gewisse Breite der Gesichtspunkte und Handlungsmöglichkeiten sollte der Kliniker haben. In sehr elitären Dualsituationen interessieren sonst zum Schluss nur noch die Träume und deren Symbolwert und das übrige Leben des Patienten bleibt „dissoziiert", so wie andere nur noch die pathogene Gesellschaft, Familie „sahen". Checklisten-Diagnostik und Therapiemanuale enthalten personenferne und interpersonalitätsferne Managementanweisungen, werden dem Anspruch einer individuell massgeschneiderten Therapie nicht gerecht, auch wenn sie im Lernprozess helfen können.

Solches Therapieren und seine Grundlage in Untersuchung und Interpretation von Psychopathologie im umfassenden Sinn bleibt eine stets zu erstrebende, oft nur annäherungsweise erfüllbare Aufgabe.

Der Anspruch an eine integrale Psychiatrie und entsprechende Therapie ist gross: geht es ja darum, besser leben zu lernen. Das sprach Roman (ein Patient) an, als er sagte: „Solche Therapie ist Leben-lernen".

Das Ziel einer integralen Psychiatrie in der Praxis der diagnostischen und therapeutischen Angebote ist eine *Verflechtung von Kinder-, Jugend-, Erwachsenenpsychiatrie* in multidisziplinärer Teamarbeit. Solche Teams sollten die Früherfassung vieler Syndrome von Auffälligkeiten des Verhaltens im Kleinkindes- und Kindesalter über krisenhafte Unsicherheiten in späteren Entwicklungsabschnitten, frühe Zeichen von u.U. recht „stillen" Persönlichkeitsveränderungen (die vielleicht eher die Angehörigen beunruhigen) oder gar psychoseverdächtige Symptome anstreben. Das sollte in die Schulung der Beobachtung und Aufklärung von Familen, Lehrkräften und Ärzten einfliessen. „Psychoseverdächtig" – das Wort sollte nicht auf schizophrene Syndrome eingeengt werden, sondern offenbleiben für befremdliche Verhaltensweisen und Erlebnisse, z.B. Abtauchen in Tagträume, „Vergessen" alltäglicher Aufgaben im Tageslauf, Selbstisolation und akustische Dauerstimulierung (z.B. mit Kopfhörern) mit oder ohne Drogenkonsum, seltsame Veränderungen des Denkens, Sprechens, (Blockaden, Abbrüche, Sprünge) oder im Gefühlsbereich, dumpfes Brüten, u.U. mit geringerer Ansprechbarkeit, staunig-ratlose Versunkenheit oder situationsinadäquate beseligte Entrückung u.a.

Der sorgfältigen Erhebung solcher Symptome folgt die Betreuung, das in der Fallanalyse zu erarbeitende therapeutische und/oder präventive Angebot. Es sollte im interdisziplinären Team erarbeitet werden, aber in den Händen einer Bezugsperson als „Fallbetreuer,-in" bleiben.

Die therapeutischen Angebote sollten so breit wie möglich von der Angehörigenaufklärung über Familientherapie, Einzeltherapie, sozialtherapeutische Gruppen und Spezialprogramme (z.B. Ergotherapie, social skill-Übungen, leibeinbeziehende Therapien u.ä.) bis zu begleitenden Psychopharmakotherapien reichen. Die aktuelle Forschung auf diesem Gebiet scheint stark von pharmakotherapeutisch orientierten Leuten getragen, die selbst von der pharmazeutischen Industrie unterstützt werden. Wie weit wirklich Krisen ohne Pharmaka eher in Psychosen führen und die möglichst frühe Neuroleptikamedikation eine bessere Langstreckenprognose bringe, ist schwierig festzustellen. Es ist deutlich: eine solche multidisziplinäre Betreuung von psychiatrischen und/oder psychosozialen Problemfällen erfordert eine anspruchsvolle Organisation. Die institutionellen und personellen Kosten sind dabei nur ein Problem, geht es doch um Überschreitung von etablierten Fachgebietsgrenzen und eine gemeinsam zu erarbeitende, empirisch überprüfte Sammlung von Erfahrungen.

Eine integrale Psychiatrie, die die möglichen Perspektiven bewusst pflegt und nach ihrer systemischen Relation strebt, ist leichter zu fordern als in der Praxis der verantwortlichen klinischen Funktionsbeziehung jeweils adäquat zu verwirklichen. Zu viele Hindernisse stellen sich dagegen: der Verwaltungsapparat in Klinik und Praxis, die institutionellen multiprofessionellen Koordinationsprobleme, die nicht immer gelingende „Passung" zwischen Patient und Therapeut, die Formung der Einstellungen der Therapeuten in ihrer „Schule", ihre Haltungen aus ihren Charakteren – dazu die Erwartungen, Wünsche der Patienten und ihrer Angehörigen nach instant cures möglichst ohne geduldige Mitarbeit. Dazu kommen bei den zur kritischen Reflexion über das Fach Psychiatrie erwachten Fachleuten die Scheu und Vorsicht des Urteilens aus Respekt vor der Komplexität der vielfach ja nur geahnten (statt gewussten) Verflechtung mentaler Vorgänge im einzelnen Subjekt, von dem als „Verhaltensstörung" nur die Oberfläche als Syndrom/disorder „sichtbar" wird. Verhalten wird durch Erleben seiner selbst in einem sozialen und kulturellen Kontext motiviert – auch in oft eher empathisch gespürten als kritisch gewussten Weise. Ideler (1838, 707) erinnerte, dass hinter den sichtbaren Symptomen des Patienten „die geheime Geschichte seines Verstandes und Herzens verborgen liegt". Diese Geschichte ist der Lebenslauf (Heinroth, 1827, 568). Manche Zustände (states) scheinen ähnlich, verleiten zur Gleichsetzung – und sind in

anderer Perspektive doch verschieden. Halluzinationen z.B. sind nicht per se Krankheitszeichen, desgleichen Eifersucht, Argwohn, Misstrauen, Scham, schmerzlich-leidvolle Stimmung, heiter gelöste Gelassenheit, feurige Begeisterung – wie vorschnell werden sie von eifrigen Symptomhunters (Ornstein) ins Fangnetz (Starbuck) ihrer Ratingskalen und Diagnosenmanuale eingeholt.
Milarepa, der tibetische Heilige (um 1000 n. Chr.), schenkte nach seinem Tod in einer Wiederkunft seinen Anhängern das grosse Lehrgedicht. Darin heisst es:

> *Der wahre Aufgang der vollkommenen Leere –*
> *und täuschende Gebilde des Bewusstseins –*
> *sie beide scheinen gleich –*
> *doch hüte dich und lerne unterscheiden.*

In der Art und mit diesem Refrain mahnt er zur Differenzierung scheinbar ähnlicher Vorgänge – in der Achtsamkeitsübung (Satipatthana) des Buddhismus geübt (Nyanaponika).
Das Unterscheidungsvermögen des Verstandes bedarf der Ergänzung durch die Schulung der Einfühlung. Empathie verhilft zur Entwicklung eines „Erkennens" der Vorgänge im Anderen (theory of mind). Auch da hilft die Achtsamkeit, die Ähnlichkeiten in der Introspektion und der aussengerichteten Beobachtungen entdeckt. Der Buddha gebraucht öfter die Formel: „Im Anderen sich selbst wieder erkennen – in sich selbst den Anderen wieder erkennen" – der Weg zur Entdeckung der Verwandtschaft der Wesen (nicht nur der Menschen) führt zu verständnisvoller Toleranz: über metta (Wohlwollen, Gutwollen), karuna (Mitleiden, Erbarmen, compassion, sympathia), mudita (Mitfreude) zur uppekha (Gleichmut, Gefasstheit, Besonnenheit).

Im täglichen Pflichten des klinischen Dienstes hilft solche Geisteskultur mittelbar: sie schafft eine heilsame Atmosphäre. Die geht sonst in der Administration, im Management, im Szientismus, in dem Diktat von jeweiligen Diagnosen-Moden und Behandlungsregimen unter. Integrale Psychiatrie bleibt ein Idealziel, das jeweils nur annähernd erreicht werden kann, aber als Wert Orientierung vermittelt.

Hippokrates wusste um die hohe Aufgabe ärztlicher Kunst, in der Wissenschaft nur ein Baustein ist (1. Aphorismus):

> *Das Leben ist kurz*
> *Die Kunst gross*
> *Die Erfahrung trügerisch*
> *Die Beurteilung schwierig*
> *Der günstige Augenblick flüchtig.*

Ho bíos brachýs: selbst ein langes Leben in geistiger Wachheit und ausdauerndem Einsatz für das Erkennen, Wissen-schaffen im Dienst des Helfens wird nur Teilaspekte überschauen können. Das Ganze, Integrale, bleibt wegleitendes Ziel.

He de téchne makrá: die Heilkunst, diese Verbindung von Kennerschaft, Wissenschaft und empathischem Mitsein ist „gross", eine schwere Aufgabe für Verstand, Vernunft und die Gefühlsgrundlage der Interpersonalität. Da lauert die Gefahr der Einseitigkeit, der Monoideismen, der Ideologien: die Neurowissenschaften, die Molekulargenetik, die Erfahrungen im Entwicklungsprozess, die Sozietät enthielten die Ätiologie und von daher sei Korrektur, erfolgreicher Kampf zu erwarten.

He de peíra sphaleré: Die Erfahrung ist trügerisch, nicht verlässlich, sie unterliegt so vielen interioren und exterioren Einflussgrössen, vielen nicht durchschauten Kontingenzen. Erfahrungen werden „gemacht" aus der Interaktion von Charakter und Ereignissen, Schulen, Lehrmeinungen, Sichten. Sie sind konstelliert und erlauben keine Generalisierung, nicht einmal Amplifikation auf andere. Kranksein als individuelle, idiosynkratische Austragungsform von Nichtkönnen und Leiden ist nie nur nomothetisch einzuordnen, bedarf einer individuellen Analyse der Bedingungen.

Solche Analyse steht selbst unter mannigfachen Bedingungen der Interpersonalität der Interagenten, der Offenheit, Einsicht, Fragestellung, Art und Richtung der Deutung, Erklärung.

He de krísis chalepé: Die Beurteilung ist schwierig. Die Kunst des Unterscheidens in der Fragestellung, in der Beobachtung und Beschreibung, „Feststellungen", Zuordnung zu vorgegebenen Mustern, Modellen, in der Gewichtung von Ereignissen, Erinnerungen, Vermutungen, Annahmen, muss geübt werden. Selbstsicheres Kennertum kann ebenso in die Irre führen wie rigide Abhängigkeit von wissenschaftlichem Wissen, dessen Bedingtheit und temporäre Gültigkeit nicht berücksichtigt wird. Da ist zu erinnern: Data sind Facta. Und „Wissen" (auch Episteme) ist geschaffen – „Wissenschaft".

Ho de kairós oxýs: Der günstige Augenblick ist kurz. Der Moment der Weichenstellung zum Besseren, der heilsame Kairos, ist am meisten abhängig von der „Kunst", also Unberechenbarem, Spontanem, in der Heilkunst: das rechte Wort, die rechte Geste, die rechte, d.h. die Wendung bringende verbale oder averbale Intervention im interpersonellen Kontext (Begegnung).

Integrale Heilkunde, so auch Psychiatrie, gedeiht aus möglichst gründlichem und umfassendem Wissen nach dem jeweiligen Forschungsstand, aus einer reflektierten geordneten Kennerschaft in der persönlichen Erfahrung und aus einem unwägbaren, nicht machbaren Element der Heilkunst: aus der Begabung zur Entwicklung heilsamer Interpersonalität. Alle drei Elemente bedürfen der sorgsamen Pflege und Hege: *Heilkultur*. Dieses meinte F.P. Larraya, der enzyklopädisch gebildete und auch in der ethnopsychiatrischen Feldforschung bewährte argentinische Psychiater, mit seinem Satz:

„La cura es el ser de la cultura" – was unter Heil und Heilung verstanden wird, spiegelt das Wesen der Kultur der Gesellschaft und des Einzelnen. Streben wir weiter nach einer heilsamen Kultur als Forscher, Kliniker, Lehrer.

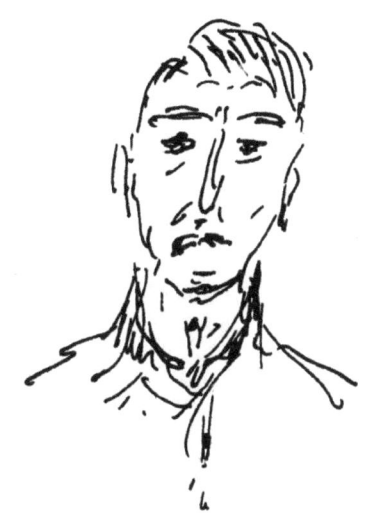

„Mein Gesicht ist anders
geworden. Ich hab es im
Spiegel gesehn. – Die Leute
schauen auch auf mich
und reden ..."

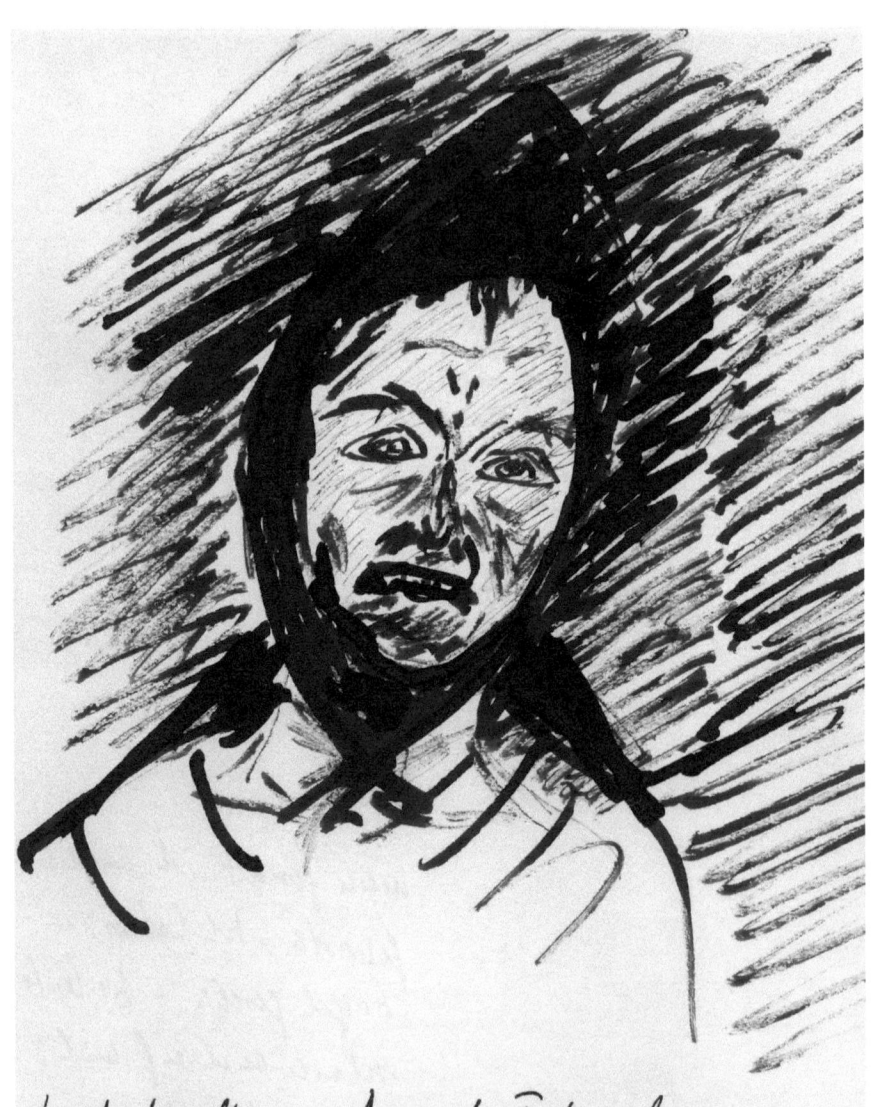

Und die glässernen Augen des Todes schauen
aus silberner Maske. —

Literatur

Abbarno, G.J.M. 1999. The ethics of homelessness. Amsterdam – Atlanta, Rodopi.

Abel, G. 1993. Interpretationswelten. Frankfurt a.M., Suhrkamp.

Ackerknecht, E.H. 1967. Kurze Geschichte der Psychiatrie. Stuttgart, Enke. 2. Aufl.

Akiskal, H.S., Cassano G.B. (Ed.) 1997. Dysthymia and the spectrum of chronic depression. New York, Guilford Press.

Alexander, F.G., Selesnick, Sh.T. 1967. The history of psychiatry. London, Allen & Unwin.

Andreasen, N. 1987. Creativity and mental illness. Prevalence rates in writers and their first-degree relatives. American Journal of Psychiatry 144, 1288-1292.

Angst, J. 1966. Zur Ätiologie und Nosologie endogener depressiver Psychosen. Berlin, Springer.

Angst, J. 1987. Der Begriff der affektiven Erkrankungen. In: Psychiatrie der Gegenwart, 3. Aufl., 1987, 1-50. (hg. K.P. Kisker et al.) Berlin, Springer.

Antonowsky, A. 1997. Salutogenese. Tübingen, DGVT.

Asmuth, Chr. (Hg.) 2007. Transzendentalphilosophie und Person. Leiblichkeit, Interpersonalität, Anerkennung. Bielefeld, Transcript.

Augustinus, A. 1987. Confessiones / Bekenntnisse. Hg.v. J. Bernhart. Frankfurt a.M., Insel.

Baer, R.o.J. Die psychiatrische Systematik um 1800 und ihre Überwindung. Köln, Tropon.

Bayle, A.L. 1822. Recherches sur l'arachnitis chronique. Thèse, Paris.

Beck, A., Shaw, E. 1986. Kognitive Therapie der Depression. München, Weinheim.

Belmaker, RH., van Praag HM. 1980. Mania: an evolving concept. New York, SP Medical and Scientific Books.

Benedetti, G. 2006. Symbol, Traum, Psychose. Göttingen, Vandenhoeck & Ruprecht.

Bennett, M.R., Hacker P.M.S. 2003. Philosophical foundations of neuroscience. Oxford, Blackwell.

Bentall, R.P. (Ed.) 1990. Reconstructing schizophrenia. London, Routledge.

Bentall, R.P. 2003. Madness explained. London, Pinguin.

Berrios, G.E. 1996. History of mental symptoms. Cambridge, Cambridge University Press.

Berrios, G.E., Porter, R. 1995. A history of Clinical psychiatry. London, Athlone.

Berze, J. 1914. Die primäre Insuffizienz der psychischen Aktivität. Leipzig und Wien, Deuticke.

Binswanger, L. 1960. Melancholie und Manie. Pfullingen, Neske.

Birnbaum, K. 1923. Der Aufbau der Psychose. Berlin, Springer.

Birnbaum, K. 1928. Geschichte der psychiatrischen Wissenschaft. In: Handbuch der Geisteskrankheiten, hg. v. O. Bumke. Bd.1. Berlin, Springer.

Blankenburg, W. 1992. Psychiatrie und Philosophie. S. 317-341. In (Hg.): R. Kühn, H. Petzold. Psychotherapie und Philosophie, Paderborn, Junfermann.

Bleuler, E. 1908. Die Prognose der Dementia praecox. Allgemeine Zeitschrift für Psychiatrie und psychisch-gerichtliche Medizin 65, 436-464.

Bleuler, E. 1911. Dementia praecox oder Gruppe der Schizophrenien. In: Handbuch der Psychiatrie, hg. von G. Aschaffenburg, B. Spezieller Teil, 4. Abt., 1. Hälfte. Leipzig, Franz Deuticke.

Bleuler, E. 1916. Lehrbuch der Psychiatrie. 1. Aufl. Berlin, Springer.

Bleuler, E. 1919. Störung der Assoziationsspannung – ein Elementarsymptom der Schizophrenien. Allgemeine Zeitschrift für Psychiatrie 74, 1-21.

Bleuler, E. 1926. La Schizophrénie. Rapport au Congrès de médecins aliénistes et neurologistes de France et des pays de langue française. 30 sessions. Geneva, Lausanne, Paris, Masson. (in englischer Übertragung in Cousin S. 408-426.

Bodamer, J. 1953. Zur Entstehung der Psychiatrie als Wissenschaft im 19. Jahrhundert. Fortschritte der Neurologie und Psychiatrie 21, 511-535.

Bolton, D. 2008. What is a mental disorder? Oxford UK., Oxford University Press.

Boor, W. de. 1954. Psychiatrische Systematik. Ihre Entwicklung in Deutschland seit Kahlbaum. Berlin, Springer.

Boschung, U. 1998. Die Heilkraft der Natur im Spiegel historisch-medizinischer Kontroversen. In (Hg.): Heusser, P. 1998. Energetische Medizin. Bern, Lang. S. 23-42.

Boyle, Mary. 1990. The non-discovery of schizophrenia? Kraepelin and Bleuler reconsidered. In: Bentall, R.P. (Ed.) Reconstructing schizophrenia. London, Routledge. P.3-22.

Brasser, M. (Hg.). 1999. Person. Philosophische Texte von der Antike bis zur Gegenwart. Stuttgart, Reclam.

Breidbach, Olaf. 1997. Die Materialisierung des Ich. Zur Geschichte der Hirnforschung im 19. und 20. Jahrhundert. Frankfurt M., Suhrkamp.

Buddensiek, F. 2007. Die Einheit des Individuums. Berlin, de Gruyter.

Burton, R. 1988. Anatomie der Melancholie. Engl. Orig. 1621. Zürich, Artemis.

Burton, R. 1990. The anatomy of melancholy. Ed. N.K. Kiesling et al. Oxford, Oxford University Press.

Canstatt, C. 1841. Handbuch der medizinischen Klinik. Stuttgart, Enke.
Carus, C.G. 1846. Psyche. Jena, Diederichs.
Ciompi, L. 1982. Affektlogik: Über die Struktur der Psyche und ihre Entwicklung. Ein Beitrag zur Schizophrenieforschung. Stuttgart, Klett-Cotta.
Clarke, Edwin, Dewhurst Kenneth. 1972. An illustrated history of brain function. Oxford, Sandford.
Clausen, J. 2007. Das Selbst und die Fremde. Bonn, Psychiatrie-Verlag.
Cousin, F.R. et al. 1999. Anthology of French language psychiatric texts. Le Plessis-Robinson/Synthélabo.
Cutting, J., Shepherd M. 1987. The clinical roots of the schizophrenia concept. Translations of seminal European contributions to schizophrenia. Cambridge, Cambridge University Press.
Dainton, B. 2008. The phenomenal self. New York, Oxford University Press.
Descartes, R. 1961. Abhandlung über die Methoden des richtigen Vernunftgebrauchs. Stuttgart, Reclam.
Descartes, R. 1986. Meditationes / Meditationen. Lateinisch – Deutsch. Stuttgart, Reclam.
Dilthey, W. 1917. Der Aufbau der geschichtlichen Welt in den Geisteswissenschaften. Hg. von M. Riedel. Frankfurt a.M., Suhrkamp.
Dörner, K. 1969. Bürger und Irre. Frankfurt M., Europäische Verlagsanstalt.
Eco, U. 1999. Die Grenzen der Interpretation. 2. Aufl. München, Deutscher Taschenbuchverlag.
Eliade, M. 1949. Kosmos und Geschichte. Frankfurt a.M., Insel.
Elias, N. 1976. Über den Prozess der Zivilisation. Frankfurt, Suhrkamp.
Ellenberger, H.F. 1970. The discovery of the unconscious. New York, Basic Books.

Ellenberger, H.F. 1973. Die Entdeckung des Unbewussten. Bern, Huber. Orig. 1970.

Engel, G.L. 1977. The need for a new medical model. Science 196, 129-136.

Engel, G.L. 1980. The clinical application of the biopsychosocial model. American Journal of Psychiatry 137, 535-544.

Engelen, Eva-Maria. 2007. Gefühle. Stuttgart, Reclam.

Esquirol, J.E.D. 1827. Allgemeine und spezielle Pathologie und Therapie der Seelenstörungen. Deutsche Ausgabe: Hille, Heinroth. Leipzig, Hartmann.

Esquirol, J.E.D. 1968. Von den Geisteskrankheiten. Hg. Von E. Ackerknecht. Bern, Huber. (orig. 1816).

Ey, H. 1948. Etudes psychiatriques. Paris, Descleée de Bouwer.

Federn, P. 1956. Ich-Psychologie und die Psychosen. Bern, Huber.

Fichte, J.G. 1972. Über den Begriff der Wissenschaftslehre. Stuttgart, Reclam. (orig. 1794).

Foucault, M. 1973. Wahnsinn und Gesellschaft. Frankfurt M., Suhrkamp.

Frank, J.D., Frank Julia B. 1991. Persuasion and healing. Baltimore, London, Johns Hopkins University Press.

Freidson, E. 1970. The profession of medicine. New York, Harper & Row.

Freud, S. 1964. Gesammelte Werke. Frankfurt a.M., Fischer.

Gainer, K. 1997. Dissociation and schizophrenia: an historical review of conceptual development and relevant treatment approaches. Dissociation 7, 261-271.

Gaupp, R. 1920. Der Fall Wagner. Zeitschrift für die gesamte Neurologie und Psychiatrie 60, 312-327.

Gebser, J. 1986. Gesamtausgabe. Schaffhausen, Novalis.

Gehlen, A. 1957. Die Seele im technischen Zeitalter. Hamburg, Rowohlt.

Gloy, K. 1995. Die Geschichte des wissenschaftlichen Denkens. München, Beck.
Gloy, K. 1996. Das Verständnis der Natur. München, Beck.
Gloy, K. 2007. Von der Weisheit zur Wissenschaft. Freiburg, Alber.
Gödde, G. 1999. Traditionslinien des „Unbewussten". Tübingen, edition discord.
Goodman, N. 1990. Weisen der Welterzeugung. Frankfurt a.M., Suhrkamp. (orig. 1978).
Goodnick, P.J. (Ed.) 1998. Mania. Washington, American Psychiatric Press.
Goodwin, F.K., Jamison, K.R. 1990. Manic-Depressive Illness. New York, University Press.
Griesinger, W. 1871. Die Pathologie und Therapie der psychischen Krankheiten. 1. Aufl. 1845, 2. 1861, 3. Aufl. Reprint der 2. Braunschweig, Wreden.
Gross, O. 1904. Über Bewusstseinszerfall. Monatsschrift für Psychiatrie und Neurologie 15, 45-51.
Gross, O. 1904. Zur Nomenklatur „Dementia sejunctiva". Neurologisches Centralblatt 23, 1144-1146.
Gruhle, H.W. 1922. Psychologie des Abnormen. In: Handbuch der vergleichenden Psychologie. Hg. v. G. Kafka, München, Reinhardt.
Gruhle, H.W. 1956. Verstehende Psychologie. Stuttgart, Thieme.
Guardini, R. 1949. Vom Sinn der Schwermut. Zürich, Arche. Orig. 1928.
Hagner, Michael. 1997. Homo cerebralis. Der Wandel vom Seelenorgan zum Gehirn. Berlin, Berlin Verlag.
Hart, O. van der, Friedman, B. 1989. A readers guide to Pierre Janet on dissociation. Dissociation 1989, 2,3-16.
Hartmann, E. von, 1869. Die Philosophie des Unbewussten. Berlin, Duencke.

Hecker, E. 1871. Die Hebephrenie. Archiv für Pathologische Anatomie und Physiologie und klinische Medizin 52: 394-429.

Heidegger, M. 1972. Sein und Zeit. (1. Aufl. 1927). Tübingen, Niemeyer.

Heinroth, ICA. 1827. s. Esquirol, in deutscher Übertragung.

Heinroth, ICA.1818. Lehrbuch der Störungen des Seelenlebens oder der Seelenstörungen und ihre Behandlung. Anhang: Anweisung für angehende Irrenärzte zu richtiger Behandlung ihrer Kranken (1825), Leipzig, Vogel.

Herbart, J.F. 1816. Lehrbuch der Psychologie. 1824. Psychologie als Wissenschaft. In: Sämtliche Werke, hg. von K. Kehrbach, Langensalza 1891.

Herder, J.G., 1790. Ideen zur Philosophie der Geschichte der Menschheit. Carlsruhe, Schmieder.

Hirschberger, J. 1976. Geschichte der Philosophie. Freiburg i.B., Herder. 14. Aufl.

Hoche, A. 1912. Die Bedeutung der Symptomenkomplexe in der Psychiatrie. Neurologisches Centralblatt 31, 13: 868-872.

Hofmann, A. 1986. Einsichten – Ausblicke. Basel, Sphinx.

Hofmann, A. 1992. Naturwissenschaft und mystische Welterfahrung. Lörbach, Grünekraft.

Hölderlin, F. 1798. in: Werke, Briefe und Dokumente. Exlibris, Zürich.

Holenstein, E. 2004. Philosophie-Atlas. Zürich, Amman.

Hunter, R., Macalpine J. 1963. Three hundred years of psychiatry. London, Oxford University Press.

Ideler, K.W. 1835, 1838. Grundriss der Seelenheilkunde. Erster Teil 1835, zweiter Teil 1838. Berlin, Enslin.

Ideler, KW. 1847. Der religiöse Wahnsinn. Halle, Schwetschke.

Jackson, S.W. 1986. Melancholia und depression: from Hippocratic times to modern times. New Haven, Yale University Press.

Jahrmärker, M. 1908. Endzustände der Dementia praecox. Zentralblatt für Nervenheilkunde. 31, Neue Folge 19, 487-497.

James, W. 1890, 1896. Principles of psychology. New York, Holt.

Janet, P. 1886. Les actes inconscients et le dédoublement de la personalité. Revue Philosophique 22, 577-592.

Janet, P. 1887. L'anesthésie systematisée et la dissociation des phénomènes psychologiques. Revue Philosophique 23, 449-472.

Janet, P. 1889. L'automatisme psychologique. Paris, Alcan.

Janet, P. 1903. Les obsessions et la psychasthénie. Paris. Alcan.

Janet, P. 1907/8. A symposium on the subconscious. Journal of Abnormal Psychology 2, 58-67.

Janzarik, W. 1988. Strukturdynamische Grundlagen der Psychiatrie. Stuttgart, Enke.

Jaspers, K. 1913. Allgemeine Psychopathologie. Berlin, Springer.7. Aufl.

Jaspers, K. 1925. Psychologie der Weltanschauungen. Berlin, Springer. 3. Aufl.

Jaspers, K. 1963. Gesammelte Schriften zur Psychopathologie. Berlin, Springer. Darin: Heimweh und Verbrechen 1907.

Jung, C.G. 1906. Diagnostische Assoziationsstudien. Leipzig, Barth.

Jung, C.G. 1972. Über die Psychologie der Dementia praecox. Olten, Walter. Orig. 1907.

Kahlbaum, K. 1863. Die Gruppierung der psychischen Krankheiten und die Einteilung der Seelenstörungen. Danzig, Kafemann.

Kahlbaum, K. 1874. Die Katatonie oder das Spannungsirrsein. Klinische Abhandlungen über psychische Krankheiten. Berlin, Hirschwald.

Kant. 1998. Kritik der reinen Vernunft. Hamburg, Meiner.

Kaufmann, Doris, 1995. Aufklärung, bürgerliche Selbsterfahrung und die „Erfindung" der Psychiatrie in Deutschland 1770-1850. Göttingen, Vandenhoeck & Ruprecht.

Kierkegaard, S. 1971. Werkausgabe. Düsseldorf, Diederichs.
Kierkegaard, S. 1980. Die Tagebücher. Düsseldorf, Diederichs.
Kirchhoff, Th. 1912. Die Geschichte der Psychiatrie. In: Handbuch der Psychiatrie, hg.v. Aschaffenburg. 4. Abt. Leipzig, Wien, Deuticke.
Kleist, K. 1934. Gehrinpathologie. Leipzig, Barth.
Kraepelin, E. 1900. Einführung in die Psychiatrische Klinik. Leipzig, Barth. 2. Aufl. 1905.
Kraepelin, E. 1909-1915. Psychiatrie. 8. Aufl. Leipzig, Barth.
Kraus, Alfred. 1977. Sozialverhalten und Psychose Manisch-Depressiver. Stuttgart, Enke.
Kretschmer, E. 1966. Der sensitive Beziehungswahn. 4. Aufl. Berlin, Springer.
Krishnamurti, J. 1968. Gespräche über das Sein. München, Barth.
Kronfeld, A. 1920. Das Wesen der psychiatrischen Erkenntnis. Berlin, Springer.
Kuhn, Th. S. 1973. Die Struktur wissenschaftlicher Revolutionen. Frankfurt a.M., Suhrkamp.
Lange, J. 1928. Die endogenen und reaktiven Gemütserkrankungen und die manisch-depressive Konstitution. In: Handbuch der Geisteskrankheiten, hg. von O. Bumke, Bd.6, Spez. Teil II, Springer, Berlin.
Lange-Eichbaum, W. Kurth W. 1967. Genie, Irrsinn und Ruhm. München, Basel, Reinhardt.
Larraya, F.P. 1982. Lo irracionál de la cultura. Buenos Aires, Fundación para la eduction, la sciencia y la cultura.
Leibbrand, W., Wettley A. 1961. Der Wahnsinn. Geschichte der abendländischen Psychopathologie. Freiburg, München, Alber.
Lenk, H. 1993. Philosophie und Interpretation. Frankfurt M., Suhrkamp.
Lesse, St. (Ed.) 1974. Masked depression. New York, Aronson.

Losee, J. 1977. Wissenschaftstheorie. Eine historische Einführung. München, Beck.

Lütkehaus, L. (Hg.) 1989. Dieses wahre innere Afrika. Texte zur Entdeckung des Unbewussten vor Freud. Frankfurt a.M., Fischer.

Mach, E. 1886. Beiträge zur Analyse der Empfindungen. Jena, Fischer.

Mall, R.A., Hülsmann, H. 1989. Die drei Geburtsorte der Philosophie. China, Indien, Europa. Bonn, Bouvier.

Marneros, A. 1999. Handbuch der unipolaren und bipolaren Erkrankungen. Stuttgart, Thieme.

Marneros, A. 2004. Das neue Handbuch der bipolaren und depressiven Erkrankungen. Stuttgart, Thieme.

Mayer-Gross, W. 1932. Die Klinik. In: Handbuch der Geisteskrankheiten. Hg.v. O. Bumke. 9. Band, Spez. Teil V, S. 352. Berlin, Springer.

Meynert, Th. 1884. Psychiatrie. Erkrankungen des Vorderhirnes. Wien, Braunmüller.

Milarepa. 1978. hg. V. Evans-Wentz. München, Barth.

Minkowsky, E. 1927. La Schizophrénie. Paris, Payot.

Moskowitz, A. Schäfer, I., Dorahy, M.J. (Ed.). 2008. Psychosis, trauma and dissociation. Chichester, Wiley-Blackwell.

Muschg, W. 1956. Freud als Schriftsteller (orig. 1927). Die Zerstörung der deutschen Literatur. 3. Auflage. Bern, Francke.

Muschg, W. 1969. Tragische Literaturgeschichte. Bern, Francke. 4. Aufl.

Neuburger, M. 1926. Die Lehre von der Heilkraft der Natur im Wandel der Zeiten. Stuttgart, Enke.

Nida-Rümelin, M. 2007. Der Blick von innen. Zur transtemporalen Identität bewusstseinsfähiger Wesen. Frankfurt a.M., Suhrkamp. stw 1787.

Nietzsche, F. 1999. Kritische Studienausgabe. Hg. v. G. Colli, M. Montinari. München, Deutscher Taschenbuchverlag, de Gruyter.

Novalis. 1980. Im Einverständnis mit dem Geheimnis. Hg.v. O. Betz. Freiburg, Herder.

Nüse, R. et al. 1991. Über die Erfindungen des radikalen Konstruktivismus. Weinheim, Deutscher Studienverlag.

Nyanaponika. 1970. Geistestraining durch Achtsamkeit. Konstanz, Christiani.

Oesterreich, T. von 1910. Die Phänomenologie des Ich in ihren Grundproblemen. Leipzig, Barth.

Ornstein, R.E. 1976. The mind field. New York, Viking Press.

Perris, C. 1966. A study of bipolar (manic-depressive) and unipolar recurrent depressive psychoses. Acta Psychiatrica Scandinavia, Suppl. 194.

Perthes, N. et al. 2008. Menschenversuche. Frankfurt a.M., Suhrkamp.

Pichot, P. 1989. Ein Jahrhundert Psychiatrie. Paris, Dacosta.

Platon. 1991. Sämtliche Werke. Griechisch – Deutsch. Frankfurt a.M., Insel.

Podvoll, E.M. 1990. The seduction of madness. New York, Harper Collins.

Pongratz, L.J. 1984. Problemgeschichte der Psychologie. München, Francke. 2. Aufl.

Porter, R. 2002. Madness: a brief history. Oxford, Oxford University Press.

Prince, M. 1885. The nature of mind and human automatism. Philadelphia, Lippincott.

Prince, M. 1906. The dissociation of personality. New York, Longmans.

Reckwitz, A. 2008. Subjekt. Bielefeld, transcript Verlag.

Resilienz: Wikipedia 14.03.2008.

Rilke, R. M. 1987. Briefe an einen jungen Dichter (1903-4). Frankfurt a.M., Insel.

Ross, C.S. 2004. Schizophrenia. Innovations in diagnosis and treatment. New York, Haworth Press.

Rothschuh, K.E. 1993. Konzepte der Medizin. München, Urban & Schwarzenberg.

Schäfer, A. 2006. Das Kantische Subjekt in der Psychopathologie. Methodische Grundprobleme der Psychopathologie. Marburg, Tectum.

Scharfetter, C. 1973. Streifzüge in die Geschichte des Schizophreniebegriffs. Schweizer Archiv für Neurologie, Neurochirurgie und Psychiatrie 112: 75-85.

Scharfetter, C. 1975. The Historical Development of the Concept of Schizophrenia. In: Studies of Schizophrenia, ed. by Lader M.H. British Journal of Psychiatry, Special Publication No. 10. Headly, Ashford/Kent, 5-9.

Scharfetter, C. 1987. Schizophrenien: Definition, Abgrenzung, Geschichte. In: Kisker, K.P.; Lauter, H.; Meyer, J.E.; Müller, C.; Strömgren, E. (Hg.). Psychiatrie der Gegenwart. 3. Aufl. Berlin, Heidelberg, New York, Springer. 1-38.

Scharfetter, C. 1995. Schizophrene Menschen. 4. Aufl. Weinheim, Psychologie Verlags Union.

Scharfetter, C. 1996. The Self-Experiences of Schizophrenics. Empirical studies of the ego/self in schizophrenia, borderline disorders and depression. 2nd edition. Zürich, University of Zürich.

Scharfetter, C. 1999. Dissoziation – Split – Fragmentation. Nachdenken über ein Modell. Bern, Huber.

Scharfetter, C. 2000. Schizophrenien, Borderline und das Dissoziationsmodell. Schweizer Archiv für Neurologie und Psychiatrie, 151, 100-104.

Scharfetter, C. 2001. Eugen Bleuler's schizophrenias – synthesis of various concepts. Schweizer Archiv für Neurologie und Psychiatrie, 152, 34-37.

Scharfetter, C. 2006. Eugen Bleuler 1857-1939. Polyphrenie und Schizophrenie. Zürich, vdf Hochschulverlag an der ETH Zürich.

Scharfetter, C. 2007. Welche Therapie braucht der Patient? Symptome-Indikatoren von Bedürfnis und Zugänglichkeit. In: D. Von Haebler, Th. Müller, N. Matejek (Hg.) Perspektiven und Ergebnisse der psychoanalytischen Psychosentherapie. 24-44. Göttingen, Vandenhoeck & Ruprecht.

Scharfetter, C. 2008. Ego-fragmentation in schizophrenia: a severe dissociation of self-experience. In (ed.): Moskowitz A., Schäfer I., Dorahy M.J.: Psychosis, trauma and dissociation. P. 51-64. Chichester, Wiley-Blackwell.

Scharfetter, C. 2008. Psychopathologie. Sinn, Ernte, Aufgabe. Sternenfels, Verlag Wissenschaft und Praxis, Dr. Brauner.

Schmidt-Degenhard, M. 1983. Melancholie und Depression. Zur Problemgeschichte der depressiven Erkrankungen seit Beginn des 19. Jahrhunderts. Stuttgart, Kohlhammer.

Schmidt-Degenhard, M. 1997. Zur Standortbestimmung einer anthropologischen Psychiatrie. Fortschritte der Neurologie und Psychiatrie, 65, 473-480.

Schnädelbach, H. 2007. Vernunft. Stuttgart, Reclam.

Schneider, K. 1967. Klinische Psychopathologie, 8. Aufl. Stuttgart, Thieme.

Schönpfug, W. 2004. Geschichte und Systematik der Psychologie. 2. Aufl. Weinheim, Beltz.

Schore, A.N. 1994. Affect regulation and the origin of the self: the neurobiology of emotional development. Hillsdale, Erlbaum.

Schore, A.N. 2003. Affect dysregulation and disorders of the self. New York, Norton.

Schore, A.N. 2003. Affect regulation and the repair of the self. New York, Norton.

Schott, Tölle, R. 2005. Geschichte der Psychiatrie. München, Beck.

Schulte, W. 1961. Nichttraurigseinkönnen im Kern melancholischen Erlebens. Nervenarzt 32, 314-320.

Schweitzer, A. 1913. Die psychiatrische Beurteilung Jesu. Tübingen, Mohr.

Shorter, E. 1997. A history of psychiatry. New York, Wiley.

Spoerri, Th. 1957. Die historische Betrachtung als Methode für die Psychiatrie. Bibliotheca Psychiatrica et Neurologica 100, 11-20., Basel/New York, S. Karger.

Starbuck, E.D. 1899. The psychology of religion. London, Walter Scott.

Stassen, H.H., Angst J., Hell D., Scharfetter C., Szegedi A. 2007. Is there a common resilience mechanism underlying antidepressant drug response? Evidence from 2848 patients. Journal of Clinical Psychiatry, 68(8): 1195-1205.

Stassen, H.H., Scharfetter C., Angst J. 2006. Functional Psychoses, Molecular-genetic Evidence for a Continuum. In: A. Marneros and H.S. Akiskal (eds). The overlap of affective and schizophrenic spectra. Cambridge University Press; pp55-78.

Stemich Huber, Martina. 1996. Heraklit. Der Werdegang des Weisen. Amsterdam, Grüner.

Stransky, E. 1903. Zur Kenntnis gewisser erworbener Blödsinnsformen (zugleich ein Beitrag zur Lehre von der Dementia praecox). Jahrbuch der Psychiatrie und Neurologie 24: 1-149.

Stransky, E. 1904. Zur Auffassung gewisser Symptome der Dementia praecox. Neurologisches Centralblatt 23, 1074-1085 und 1137-1143.

Stransky, E. 1911. Das Manisch-Depressive Irresein. In: Handbuch der Psychiatrie 1911. hg. von G. Aschaffenburg, spez. Teil, 6. Abtlg., Leipzig, Wien, Deuticke.

Taylor, Ch. 2008. Assertorische vs. erschliessende Rede. Deutsche Zeitschrift für Philosophie. 2008, 1. Referiert in: Information Philosophie 2008, 2, 139.

Tellenbach, H. 1983. Melancholie. 4. Aufl. Berlin, Springer.

Tiedemann, P. 2006. Was ist Menschenwürde? Darmstadt, Wissenschaftliche Buchgesellschaft.

Timm, A. 1973. Einführung in die Wissenschaftsgeschichte. München, Fink. Universitätstaschenbuch 203.

Trettin, K. (Hsg.) 2005. Substanz. Frankfurt a.M., Klosterman.

Turner, V.W., Bruner E.M., 1986. The anthropology of experience. Urbana & Chicago, University of Illinois Press.

Vollmer, G. 1995. Biophilosophie. Stuttgart, Reclam.

Watkins, J.G., Watkins, H.H. 2003. Ego-States. Heidelberg, Carl-Auer-Systeme.

Way, Karen G. 2006. How metaphors shape the concept and treatment of dissociation. Psychiatric Clinics of North America 2008, vol. 29, number 1., p.27-44. Philadelphia, Saunders.

Wernicke, C. 1900. Grundriss der Psychiatrie. Leipzig, Thieme.

Whyte, L.L. 1978. The unconscious before Freud. London, Friedmann.

Wilber, K. 1992. Mut und Gnade. München, Scherz.

Wilber, K. 2000. The collected Works. Boston & London, Shambala.

Wilber, K. 2004. The simple feeling of being. Compiled and edited by M. Palmer et al. Boston & London, Shambala.

Wilmanns, K. (Hg.) 1932. Die Schizophrenie. In: O. Bumke (Hg.) Handbuch der Geisteskrankheiten. Bd. 9, Teil 5. Berlin, Springer.

Wittgenstein, L. 1970. Über Gewissheit. Frankfurt a.M., Suhrkamp.

Wittgenstein, L. 1971. Philosophische Untersuchungen. Frankfurt a.M., Suhrkamp.
Wittgenstein, L. 1971. Tractatus logico-philosophicus. Frankfurt a.M., Suhrkamp. Orig. 1921.
Wohlrapp, H. 2008. Der Begriff des Argumentes. Würzburg, Königshausen und Neumann.
Wunberg, G. 1965. Der frühe Hofmannsthal. Schizophrenie als dichterische Struktur. Stuttgart, Kohlhammer.
Wurmser, Leo. 1990. Die Maske der Scham. Berlin, Springer. Orig. 1981.
Wyrsch, J. 1949. Die Person des Schizophrenen. Bern, Haupt.
Wyrsch, J. 1956. Zur Geschichte und Deutung der endogenen Psychosen. Stuttgart, Thieme.
Wyrsch, J. 1976. Wege der Psychopathologie und Psychiatrie. In: Psychologie des 20. Jahrhunderts Bd. 1, 953-1012. München, Zürich, Kindler.
Wyrsch, J. 1980. Vom Sinn der Melancholie. Zürich, Arche.
Zerssen, D. von. 1998. Personality factors in affective disorders. Journal of Affective Disorders 51, 1-5.
Zerssen, D. von. 2002. Development of an integrated model of personality, personality disorders and severe axis I disorders with special reference to major affective disorders. Journal of Affective Disorders 68, 143-158.
Zilboorg, G. 1941. A history of medical psychology. New York, Norton.
Zimmer, D. E. 1986. Tiefenschwindel. Reinbeck bei Hamburg, Rowohlt.
Zubin, J., Steinhauer, S.R., Day R., van Kammen, DP. 1985. Schizophrenia at the cross roads. Comprehensive Psychiatry 26, 217-240.

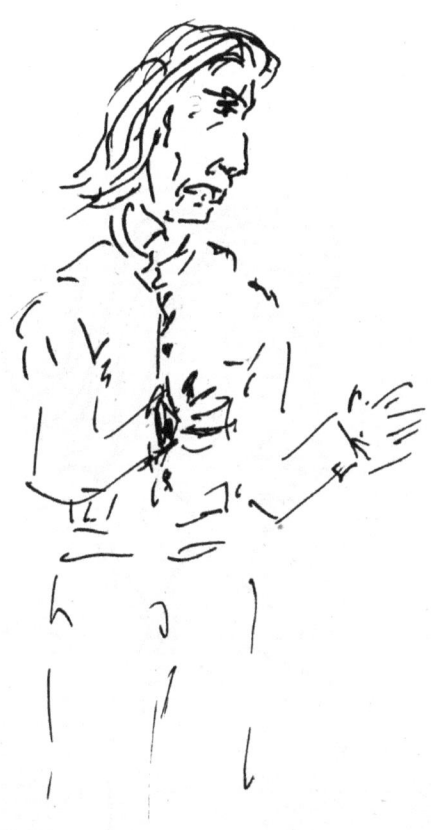

„Wissen Sie, ich spiele Bach.
– Ich habe sonst nichts
auf der Welt."

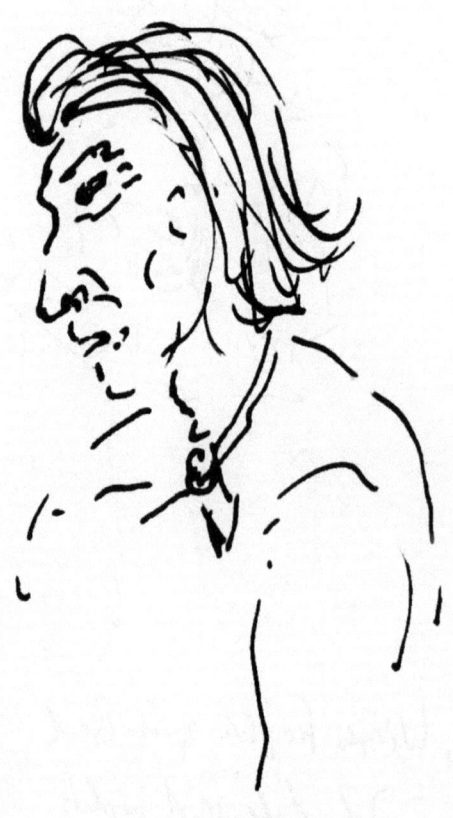

Sach-Index

Anhedonie	67
Assoziation/Dissoziation in kritischer Sicht	194
Assoziation	158
Ätiologie	83, 95
Auslöser	186, 188
Beschwerdebewusstsein	74
Bewusstsein	33
Bipolare Affekt-Störung	123
Denken	44
Depression (Syndrom)	111
Depression, kulturell	122
Diagnosen	108
Disposition	85
Dissoziation	158
Dissoziative Identitätsstörung	165, 190
Dissoziative Störungen	137, 165, 190
Dysphonie (Syndrom)	121
Empirie	48
Empirismus	160
Entdecken	47
Erfinden	47
Ethik	50
Forschen	47
Gesundheit, psychische	17
Heiler	80
Heilkultur	222
Heilungssuche	74

Heimweh als Krankheit	141
Hypomanie	127
Hysterie	179
Ich/Selbst	133
Ich-Pathologie	136, 183, 193
Integrale Psychiatrie	209, 210
Interpretieren	47
Komorbidität	152
Komplex	170, 197
Krankheit, psychische	16
Krankheits-Konstruktion	143
Kritik an Psychiatrie	148
Leiden	66
Manie (Syndrom)	125
Monopsychismus	25, 156
Overdiagnosing	140, 181
Philosophie	57
Polyphrenie	135
Polypsychismus	24, 156
Prädisposition	85
Psychasthenie	86, 165
Psyche	31
Psychodynamik	208
Psychotrauma	181, 188
Resilienz	88
Schamanen	79
Schizophrene Syndrome	130
Schizophrenie (E. Bleuler)	170
Selbstinduktion	187

Sach-Index

Selbstzerstörung	187
Sprache	45, 195
Störungstypen	147, 151
Subjekt	33
Subself	157
Suffering	74
Symptome	106
Symptom-hunting	140
Syndrome	106, 110
Synthese – Kraft	197
Teilselbst	157
Therapie, bedürfnisangepasst	214
Therapie, individualisiert	214
Therapie, mehrdimensional	214
Tragik	69
Transpersonal	206, 209, 212
Ursachen	83
Vulnerabilität	85
Wahnsinn	78
Wissen	41, 61
Würde	51
Zerfalls-Psychosen	167

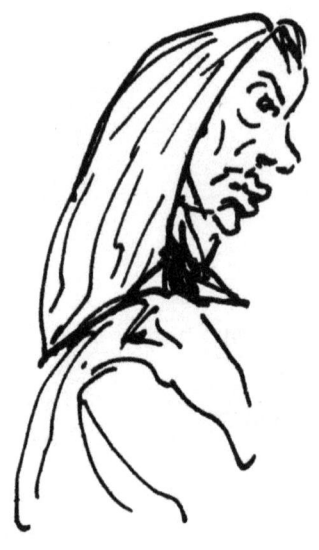

Senile Demenz
jammrig, klagsam
Tag u. Nacht mit Kopftuch

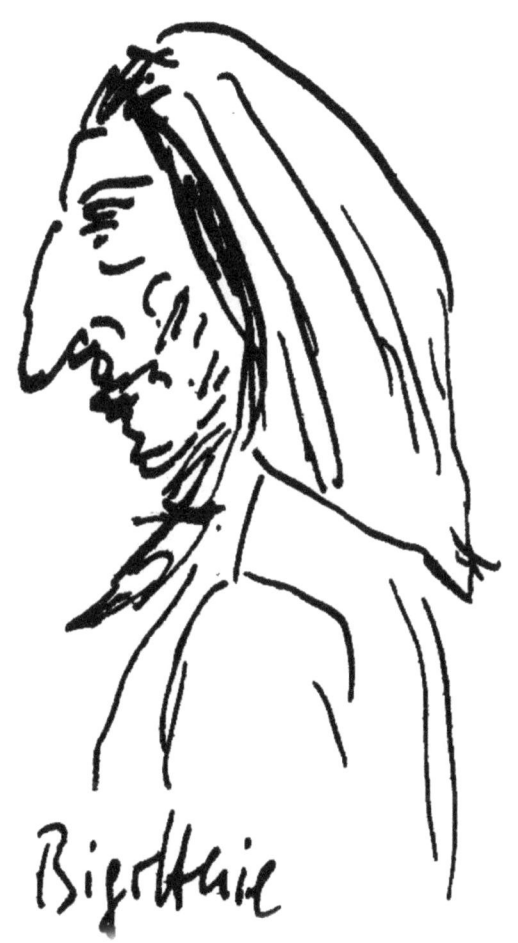

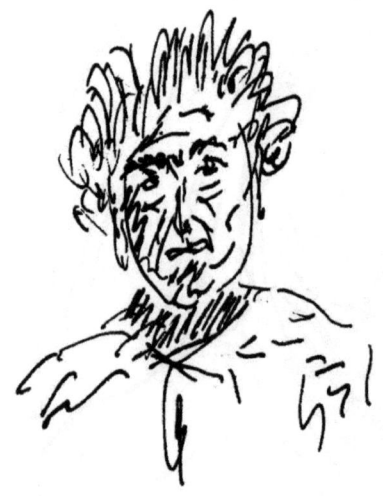

„Herr Doctor, ist es wohl Krebs?"

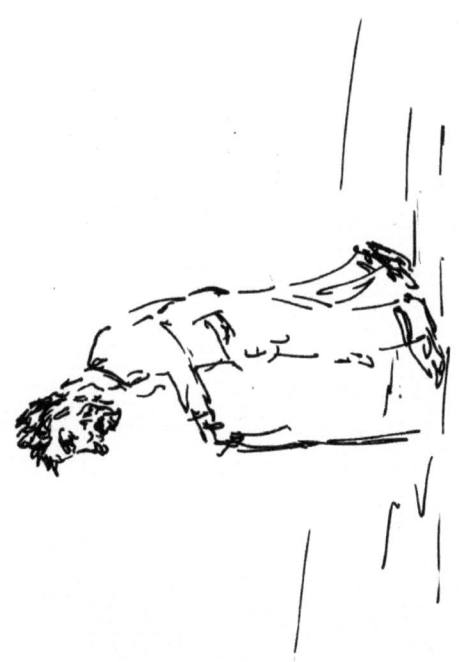

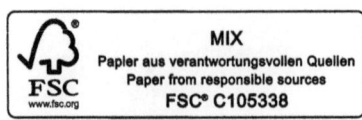

Printed by Libri Plureos GmbH
in Hamburg, Germany